D0767906

# La comodidad del hogar

## Guía ilustrada y detallada de cuidado y asistencia

RA
645.3
.M49
1998

Meyer, Maria M.

The comfort of home

e for *The Comfort of Home:*
*d Step-by-Step Guide for Caregivers*

"★★★★★ ... an excellent guide on caregiving in the home. Home health professionals will find it to be a useful tool in teaching family caregivers."

— *Doody's Health Sciences Book Review Journal*

**Reviewer's Choice** "Physicians, family practitioners and geriatricians, and hospital social workers should be familiar with the book and recommend it to the families of the elderly."

— *Home Care University Quality Review*

"... a masterful job of presenting the multiple aspects of caregiving in a format that is both comprehensive and reader-friendly. ... important focus on physical aspects of giving care..."

— *Parkinson Report*

"This book should lighten the load for anyone giving or receiving care at home."

— *InsideMS, Theodosia Kelsey*

"...almost any issue or question or need for resolution is most likely spoken of somewhere within the pages of this guide."

— *American Journal of Alzheimer's Disease*

"... particularly helpful to those who live in rural areas and do not have professionals readily accessible."

— *Western Wire, Vicki Schmall PhD*

# La comodidad del hogar

### Guía ilustrada y detallada de cuidado y asistencia

Título de la obra en inglés:
**The Comfort of Home:**
*An Illustrated Step-by-Step Guide for Caregivers*

Maria M. Meyer
colaboración de Paula Derr, RN, BSN, CEN, CCRN

*"Caring for you...caring for others"*
CareTrust Publications LLC
Portland, Oregon

Título de la obra en inglés: *The Comfort of Home: An Illustrated Step-by-Step Guide for Caregivers*
Publicada por: CareTrust Publications LLC
Copyright © 2002 CareTrust Publications LLC

Coordinación editorial:
**Vicente Guzmán Orozco**

Revisión técnica para la versión en español:
**Jerry Shover**

Traducción:
**Vicente Guzmán Orozco**

Composición gráfica:
**Martín Ramírez**

**Publisher's Cataloging-in-Publication for the English Version
(Provided by Quality Books, Inc.)**

Meyer, Maria M. 1948-
     The comfort of home: an illustrated step-by-step guide for caregivers / Maria M. Meyer ; with Paula Derr ; foreword by Mark O. Hartfield. — 1st ed.
     p. cm.
     Includes bibliographical reference and index.
     preassigned LCCN: 98-92954
     ISBN: 0-966467 0-0

     1. Home nursing 2. Caregivers. 3. Critically ill—Home care.
    4. Aged—Home care. 5. Terminal care. I. Derr, Paula. II. Title.

RT61.M49 1998                         649.8
                                          QB198-776

© 2002 CareTrust Publications LLC
     P.O. Box 10283
     Portland, OR 97296
     Tel. 1 800-565-1533
     www.comfortofhome.com

Primera edición
ISBN 0-9664767-2-7
Reservados todos los derechos
Impreso en los Estados Unidos de Norteamérica

# A nuestros lectores

Sentimos que *La comodidad del hogar: guía ilustrada y detallada de cuidado y asistencia* demuestra las prácticas aceptadas actualmente en las áreas que el libro cubre. Sin embargo, ni los autores ni la casa editorial se hacen responsables en lo referente a la exactitud, totalidad o implementación de la información que se presenta aquí.

Esta edición del libro ha sido creada como una guía tanto para quienes están pensando elegir como carrera el cuidado de ancianos o personas deshabilitadas, como para quienes quieren encargarse del cuidado en casa de un ser querido. Aunque el enfoque es hacia las primeras, ambas deben tener en cuenta que *La comodidad del hogar* no pretende reemplazar la asistencia médica, sino complementarla. A su vez, el sentido común y el buen juicio deberán también formar parte de la toma de decisiones y acciones.

No es nuestra función el proporcionar asesoría de tipo legal, médico o de cualquier otra área profesional. Si necesita la asistencia de un profesional, solicítela de alguien capacitado. El seguir esta guía no significa conformidad con las leyes del Acto sobre Americanos con Deshabilidades instituidas por el gobierno Norteamericano.

---

**Nota del traductor:**

Para facilitar la comprensión y acercar el libro al mayor numero de personas, hemos tomado un tono informal y hemos simplificado el lenguaje del texto.

Usamos consistentemente palabras como médico, enfermera, y enfermo (entre otras), y nos referimos al asistente como varón, a pesar de que personas de ambos sexos desarrollan todas estas funciones. La razón no es sexismo (ya hay demasiado en nuestro idioma), sino el deseo de no complicar el texto alternando los géneros masculino y femenino.

Hemos incluido también un glosario al final del libro que incluye explicaciones más amplias de algunas palabras, como también las variantes que se usan en diferentes partes del mundo de habla hispana.

# Reconocimientos

Los procedimientos descritos en esta guía estan fundamentados en investigaciones y consultas a profesionales en enfermería, medicina, contabilidad, diseño y leyes. Las autoras agradecemos a todos aquellos profesionales y enfermeros que contribuyeron al desarrollo del presente. Agradecemos especialmente a los siguientes profesionales por la aportación de comentarios en diversas secciones durante el desarrollo del manuscrito:

**Judy Alleman, RN, MN**
CNS, Gerontology,
Professor, Mental Health Nursing,
Clark College

**Mary J. Amdall-Thompson, RN, MS**
Program Executive-Professional Services,
Oregon Board of Nursing

**Julie Barsukoff Kornilkin**
Caregiver

**Sonya Beebe, RN**
Executive Director,
Elder Abode, Lincoln City, Oregon

**Brad Bowman, MD**
CEO, WellMed, Inc.

**Beth Boyd-Roberts, PT**
Physical Therapy—In-Patient Supervisor

**Karen Foley, OTR**
Director, Regional Rehabilitation Services

**Ruth Freeman, CNA**

**Kay B. Girsberger, RD**

**Deborah Hoffman**

**Bonnie O. Houston**

**Casey C. Kellar**
Author, The Natural Beauty & Bath Book

**Esther King, RN, MN**
Professor of Nursing, Clark College

**Toni Lonning, MSW, LCSW**
Social Worker/Care Manager

**Betty McCallum, RN, BSN**

**Sylvia McSkimming, PhD, RN**
Executive Director,
Supportive Care of the Dying:
A Coalition for Compassionate Care

**James L. Meyer, AIA**

**Donald E. Nielsen, AIA**

**Northwest Parish Nurses Board of Directors**

**Cheryl Olson, RN, MBA**
Director of Clinical Operations,
Home Services

**Pamela Pauli, RN, MN**

**David L. Sanders, AIA**
President, HPD Cambridge

**Annette Stixrud, RN, MS**
Program Director,
Northwest Parish Nurse Ministries

**James Sturgis**
Executive Director, Rose Villa, Inc.

**Diane Welch, RN, MN**
Associate Professor of Nursing, Linfield College

Agradecemos su significativa contribución, sin la cual la calidad y facilidad de comprensión de esta guía no habría sido posible.

# Acknowledgements

The Spanish Caregiver Training Program was supported in part by the State of California's Caregiver Training Initiative Grant through the Riverside County Economic Development Agency.

This program would not have been possible without the following individuals who had the foresight, dedication and commitment to create this training program. Our collaboration recognized that the need for trained caregivers touches us all regardless of our language or cultural background.

Authors of *The Comfort of Home: An Illustrated Step-by-Step Guide for Caregivers*: Maria M. Meyer and Paula Derr, RN

Riverside County Economic Development: Jerry Craig, Wendy Frederick, Melissa Fields, and the staff at EDA

College of the Desert: Dean Jacke Hall Green, Dr. William R. Kroonen Ed.D, Pam LiCalsi, Michelle Coy, Linda Young, Project Manager

Instruction and Curriculum Support: Linda Young, Theresa Luyando

For further information regarding the Spanish Caregiver Training Program with *The Comfort of Home*, contact:

College of the Desert
Economic Development & Community Education
Linda M.Young —
Project Manager
43-500 Monterey Avenue
Palm Desert, CA 92260
760/776-7469
lmyoung@dccd.cc.ca.us

OR

CareTrust Publications LLC
PO Box 10283
Portland, OR 97296
800/565-1533
www.comfortofhome.com

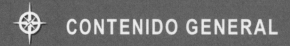
## Capítulo

# La opción del cuidado en casa

# La opción del cuidado en casa

*A veces el cuidado en casa es necesario por razones muy variadas, como una enfermedad inesperada, o para recuperarse de una estancia en el hospital, o quizás sea porque una persona ya no se puede encargar sola de su casa o jardín. Aun cuando necesitan ayuda, a veces las personas no lo reconocen, y otros familiares tienen que hacer las decisiones.*

*Una de estas decisiones es la de quiénes y dónde van a cuidar a la persona. Es más fácil decidir si sabes que tomar en cuenta.*

## ¿Qué tipo de cuidado se necesita?
*Knowing What Level of Care is Needed*

Antes de empezar con la gran tarea del cuidado en casa, piensa en cuanta asistencia vas a dar:

- ¿Asistencia mínima?

- ¿Asistencia moderada?

- ¿Asistencia máxima?

- ¿Atención a un enfermo en etapa terminal?

Para saber cuanto cuidado necesita una persona, tienes que conocer su situación y saber que tipo de asistencia necesita con el aseo personal y con el cuidado de su salud. Podemos separarlas en dos clases:

**Actividades de la vida diaria,** (conocidas en inglés como ADL, o *Activities of Daily Living*), que incluyen comer, bañarse, vestirse, tomar medicinas y usar el baño.

**Actividades importantes para la independencia,** (conocidas en inglés como AITI, o *Activities Important to Independence*) como cocinar, ir de compras, quehaceres del hogar, visitar al médico, pagar las cuentas y administrar el dinero y los ahorros.

Para decidir cuanta asistencia es necesaria, fíjate si la persona:

- puede moverse sola de la cama a la silla de ruedas,

- puede moverse sola en silla de ruedas o con una andadera,

- sabe darse cuenta o controlar su cuerpo cuando tiene que usar el baño,

- puede desarrollar las actividades de la vida diaria,

- puede pedir ayuda cuando la necesita,

- tiene algún problema de la vista o el oído,

- se confunde fácil o frecuentemente.

También ten en cuenta que hay emociones que necesitan atención más especializada, como:

- la depresión,

- la necesidad de estar solo o acompañado,

- la añoranza por su propia casa.

Después de pensar sobre esto, decide en qué categoría está:

**Asistencia mínima:** En general esta persona es independiente, puede encargarse de sus propios quehaceres y su cuidado personal, y sólo necesita ayuda con una o dos de las actividades de la vida diaria.

**Asistencia moderada:** esta persona necesita ayuda con tres o más actividades de la vida diaria tales como bañarse, cocinar o ir de compras.

**Asistencia máxima:** esta persona no puede valerse por sí misma, necesita ayuda para todo y si no hay nadie capaz y disponible para atenderle en casa, debe estar en una institución.  En la mayoría de los casos, los cuidan solamente profesionales, ya sea un servicio a domicilio o en alguna agencia u hogar adoptivo, vivienda asistida, o un asilo para ancianos.  Lo más probable es que una persona en esta categoría también tenga otros problemas serios.

**Atención a un enfermo en etapa terminal:** esta persona no tiene cura y morirá pronto. Un miembro de la familia puede cuidarle en casa, pero será difícil. Sin embargo, hay ayuda para enfrentar este reto físico, mental y emocional.

## Para decidir si es posible cuidar a la persona en casa
*Deciding Whether Home Care is Possible*

Una persona que sufre de una enfermedad crónica o en etapa terminal, puede necesitar de ayuda especializada para realizar sus necesidades personales diarias y de salud por largo tiempo. Cualquiera que sea el nivel de atención necesaria, puede darse en tres lugares:

• en la casa de la persona,

• en tu casa,

• en una institución (como un hospital o asilo).

### Si piensas cuidar a alguien en casa

Si vas a cuidar a alguien en casa, debes contar con lo siguiente:

• suficiente espacio para la persona y para las cosas necesarias, como una silla de ruedas, una andadera, un excusado portátil al lado de la cama, y una grua de transferencia,

• disponibilidad de todas las habitaciones en un solo piso,

• un médico, una enfermera o un especialista disponible en caso de que sea necesario supervisar la atención al enfermo,

• un hospital cercano con sala de emergencias,

• ambiente favorable en el hogar para la salud, el ánimo, y que estimule la independencia del enfermo,

• dinero suficiente para contratar ayuda adicional,

• el deseo de la persona enferma de recibir cuidado en casa,

• pocas responsabilidades familiares aparte de ésta, para el asistente.

## Lo necesario y esencial

• medicamentos

• comida

• compras

• cuidado personal

• compañía

• limpieza de la casa

• transporte

• rampas para la silla de ruedas, barandales, cambios necesarios al baño y la regadera. ( 📖 *véase:* A preparar el hogar, *página 17*).

## Lo bueno del cuidado en casa

• Si el asistente recibe apoyo de su esposo o esposa, esto puede mejorar el matrimonio.

• La relación entre el asistente y la persona a quien asiste se fortalece.

• Se puede ahorrar bastante dinero en los costos del cuidado de la salud.

## Obstáculos posibles para el cuidado en casa

• los aspectos económicos (si el seguro médico no es suficiente para pagar por atención médica en casa),

• la familia no tiene tiempo o dinero suficiente,

• la fuerza física y emocional requerida del asistente,

• la salud de la persona,

• la posición de las habitaciones de la casa,

• la posibilidad de que la persona quiera vivir independientemente de la familia.

## No te sorprendas si:

- Tienes menos libertad.

- Tus nuevas tareas tienen efectos negativos en tu trabajo, tu carrera, tus pasatiempos o en tu vida personal.

- Tienes menos tiempo para estar con tu familia y descuidas tu matrimonio.

- Los niños tienen que estar quietos cuando estén en la casa.

- Tienes menos tiempo para ir a la iglesia o servir de voluntario.

- Tus amigos y familiares te critican o te dan consejos sin que se los pidas.

- Tienes que levantarte durante la noche.

- Sientes que no puedes controlar lo que pasa con tu vida, y te deprimes, preocupas, enojas, arrepientes, o te sientes tenso o culpable.

- En vez de tratarte con agradecimiento, la persona a quien cuides pasa por cambios de actitud desagradables.

- La persona enferma reacciona a las molestias diarias con ataques dirigidos hacia ti.

- Te empiezas a preocupar de como te van a tratar cuando tú necesites que alguien te cuide.

- Sientes la obligación de gastar tu propio dinero en cosas que la persona necesita.

- Tu cuerpo se siente enfermo y tu alma agotada.

## *Lista* El asistente personal ideal

El asistente personal ideal:

✓ *está capacitado física y emocionalmente para el trabajo*

✓ *está dispuesto a compartir las tareas y responsabilidades con otros miembros de la familia que quieran colaborar*

✓ *sabe resolver problemas y proponer soluciones, en vez de rendirse bajo la tensión*

✓ *sabe comunicarse sencilla y honestamente*

✓ *está acostumbrado a dar y recibir ayuda*

✓ *está capacitado para dar la clase de cuidado necesario*

✓ *está dispuesto a hacer tareas desagradables, como cambiar pañales, bañar al enfermo y lavar llagas o heridas*

✓ *tiene salud, energía, experiencia y flexibilidad*

✓ *sabe lidiar con el coraje y la frustración*

✓ *sabe hacer los arreglos necesarios cuando necesita un descanso o ayuda adicional*

✓ *sabe comunicarse bien con la persona a quien cuida*

✓ *sabe hacer que la persona se sienta que es útil*

✓ *cuenta con el aprecio de los otros miembros de la familia*

✓ *está dispuesto a adaptarse a las necesidades y preferencias futuras de la persona a quien cuida*

✓ *conoce formas alternativas de cuidado y está dispuesto a usarlas*

Si la mayoría de la lista te describe, tú serías un buen asistente personal. Sin embargo, también mira la lista de al lado, y sé honesto contigo mismo, ¿de veras podrías enfrentar esas sorpresas?

### Ayuda de otros

Para una persona en esta situación es muy fácil caer en la trampa de tratar de hacer todo sola. Recuerda que hay otras personas y organizaciones que te pueden ayudar, y debes utilizarlas si las necesitas. Estas fuentes de ayuda incluyen:

- los grupos de apoyo,

- el cuidado estilo guardería o cuidado adicional para darte un descanso,

- los grupos especializados en dar cuidado adicional,

- los servicios pastorales de consejería,

- las enfermeras de las parroquias,

- los servicios médicos de profesionales como enfermeras y terapeutas,

- los servicios de asistencia de salud a domicilio que ofrecen cuidado personal, como ayuda para vestirse y arreglarse,

- el servicio a la comunidad de la Asociación de Enfermeras a Domicilio (*Visiting Nurse Association*) que tienen un costo por cada visita.

## Otras formas de cuidado o vivienda asistida
*Supportive Housing and Care Options*

Si crees que el cuidado en casa no funcionará en tu situación, hay otras opciones. Los mejores programas estimulan la independencia, la dignidad, la privacidad, el desarrollo y la preservación de las habilidades y los lazos con el resto de la comunidad. Sin embargo, las personas que están acostumbradas a estar solas quizás no prefieran vivir en grupos y las que tienen la mente alerta, sufren mucho al vivir con personas dementes.

Ten ésto en cuenta si estás pensando en alguna de las siguientes:

**Vivienda independiente:** edificios de apartamentos, fraccionamientos de condominios, comunidades para jubilados, y viviendas para una sola familia.

**Vivienda semi-independiente**: lugares que ofrecen las mismas comodidades de la vida independiente, pero por un pago mensual incluyen las comidas y limpieza de la casa; el personal ayuda con el cuidado personal, vigila la salud y los medicamentos, y puede encargarse de dietas especiales. Estos servicios generalmente se ofrecen en lugares como viviendas asistidas (*Assisted Living*), atención en casa (*Residential Care*), hogares adoptivos (*Foster Care*) y asilos para ancianos (*Homes for the Aged*).

**Instituciones de Cuidado Especializado:** asilos para ancianos.

---

**¡MIRA!** Algunos estados usan nombres diferentes para los tipos de viviendas y servicios, o a veces los servicios son diferentes. Es muy importante hablar con la institución y con cada una de las agencias de gobierno que las autorizan para confirmar exactamente cuales servicios ofrecen. Por ejemplo en Wyoming, las viviendas con asistencia permiten a personas que no son familiares compartir una habitación; en otros lugares, nadie tiene que compartir su espacio, a menos que así lo desee.

---

## Más detalles sobre las opciones

**Hogar compartido:** para las personas completamente independientes

- Dos o más personas que no son familiares viven juntas, cada una en su propia recámara.

- El resto de la casa se comparte entre las dos.

- Los quehaceres y los gastos se comparten entre las dos.

**Hogares adoptivos (*Foster Care Homes*):** para las personas que necesitan diversos niveles de asistencia.

- Se cuida a un grupo pequeño en la casa de la persona responsable por el cuidado o hay un asistente o gerente que vive en la misma casa.

- El hogar funciona de forma privada y ofrece recámaras individuales o compartidas, incluye la comida, la limpieza, el cuidado personal (como el bañarse y vestirse), administración de los medicamentos necesarios, supervisión, protección y a veces transporte.

- Los costos varían mucho.

- Los hogares están clasificados dependiendo del entrenamiento del personal.

**¡MIRA!** En algunos estados el gobierno no otorga licencias ni revisa los hogares adoptivos. Antes de escoger uno, llama a la agencia local de servicios para ancianos o al Departamento de Salud del condado o del estado para saber si ha habido alguna queja contra el hogar que estás pensando contratar.

**Vivienda asistida:** para las personas de salud delicada que necesitan ayuda con las actividades de la vida diaria

- Cada persona vive en su propio apartamento.

- Hay personal de emergencia disponible durante las veinticuatro horas del día.

- Los costos mensuales dependen de la asistencia necesaria.

- Ofrecen actividades de diversión.

- Se encargan de la comida y limpieza, de dar los medicamentos necesarios, y determinar cuales otros servicios son necesarios.

- Pueden arreglar transporte al médico o conseguir algún otro servicio necesario para la salud.

**¡MIRA!** No hay ningún sistema de control de calidad o supervisión nacional para este tipo de servicio, pero el gobierno de los estados establece reglamentos y otorga licencias. Para más información sobre algún servicio, puedes llamar a la oficina del mediador oficial (en inglés, *Ombudsman*) en tu estado, o a la agencia que otorga las licencias para estos servicios.

**Comunidades para jubilados con atención continua:** para las personas que quieren una variedad de servicios, desde vivienda con asistencia hasta asilo para ancianos

- Ofrecen contratos de asistencia de por vida.

- Se puedan encargar de las comidas y dietas especiales.

- Ofrecen limpieza de la recámara, horario de transporte, ayuda en emergencias, cuidado personal, actividades educativas y diversión.

- Muchas piden un pago por ingreso que puede variar bastante.

- Además tienen cargos mensuales de aproximadamente $725.00 a $3,500.00 dólares.

- Algunos ofrecen, sin costo adicional, asistencia médica a domicilio y cuidado para ancianos.

- Algunos cobran más por vivir en las salas con atención médica para ancianos.

**Asilos para ancianos:** para las personas que necesitan asistencia y supervisión continua

Los asilos para ancianos normalmente ofrecen tres tipos de atención:

- **Custodia:** cuidado mínimo, pero proporciona ayuda con el aseo, la comida, el vestirse, etcétera.

- **Moderada:** para las personas que no pueden vivir solas pero que no necesitan asistencia durante las veinticuatro horas del día.

- **Cuidado especializado:** asistencia y cuidado durante las veinticuatro horas del día.

## Alternativas financieras

La manera de escoger el servicio de cuidado más apropiado puede depender del dinero disponible:

- **Tus propios recursos:** esta es la forma más común de pagar los costos.

- **Seguro privado:** este seguro es útil, pero algunas pólizas limitan

## *Lista* Para decidir cuál servicio contratar

✓ ¿Hay un periodo de prueba para estar seguro que la persona está contenta viviendo en ese lugar?

✓ ¿Qué reglas hay para la devolución del dinero de los depósitos o pagos por ingreso si la persona muere, decide salirse, o si se le pide que se vaya?

✓ ¿Puede escoger su propio departamento? ¿Puede usar sus propios muebles en el departamento?

✓ ¿Si la persona se va por un corto tiempo (digamos, al hospital), puede regresar al mismo departamento? ¿Hay una tarifa más baja si la persona tiene que estar fuera por un largo plazo?

✓ ¿Si la persona se casa, puede vivir la pareja en el mismo departamento?

✓ ¿Pueden hacer arreglos para dietas especiales? ¿Anuncian el menú diario de las comidas?

✓ ¿Ofrecen transporte?

✓ ¿Cuántas personas trabajan ahí y qué entrenamiento tienen?

✓ ¿Con qué frecuencia y en qué situaciones puede entrar el personal a los departamentos?

✓ ¿Puede seguir viendo la persona al mismo doctor? ¿Quién se encarga de dar los medicamentos?

✓ ¿Hay un terapeuta físico entre el personal?

✓ ¿Está el personal entrenado para enfrentar la pérdida de la salud de la persona, si por ejemplo, no puede caminar más o se vuelve agresiva, o tendrá que salirse la persona de ese lugar si eso sucede?

✓ ¿Cómo se hace la decisión sobre cuando debe mudarse una persona a otra parte del lugar?

✓ ¿Hay treinta días de anticipo para terminar el acuerdo de servicio?

✓ ¿Está autorizado el servicio para recibir reembolsos de Medicare?

✓ ¿Va a dejar el servicio que la persona agote su propio dinero y tenga que pedir Medicaid?

el tiempo de los beneficios, tienen excepciones, periodos de espera, etcétera.

- *Medicare*: (para las personas mayores de 65 años) paga por 100 días de cuidado especializado que sea relacionado a una estancia en el hospital.

- *Medicaid*: paga por parte de los servicios, incluyendo vivienda con asistencia en algunos estados, para ancianos, ciegos o discapacitados de bajos ingresos.

## Puntos importantes a revisar antes de firmar un contrato o acuerdo

Aunque nunca se sabe que problemas puedan presentarse al contratar estos servicios de cuidado, es muy importante seguir los siguientes pasos antes de firmar cualquier documento legal:

- Entérate quién es el dueño del lugar y asegúrate que su estado económico sea estable.

- Pide una copia del contrato y revísalo con un abogado o consejero en finanzas.

- No confíes en promesas de palabra. Asegúrate que el contrato se concentre en las necesidades de la persona que va a vivir en el lugar.

- Lee el reporte del gobierno sobre cada lugar.

- Lee todos los reglamentos y las pólizas del servicio que no estén escritas en el contrato.

- Pide ver la licencia del lugar.

## Lo que debes saber acerca de los asilos para ancianos

### Los derechos de quienes viven en un asilo para ancianos

**Derechos generales:** las personas que viven en estos hogares (a quienes llamaremos los residentes en adelante), tienen todos los derechos que garantiza la Constitución de los Estados Unidos, incluyendo el derecho a votar si son ciudadanos. Además, pueden recibir visitas, presentar quejas, formar concilios con otros residentes, tener privacidad y estar informados y en libertad para tomar decisiones.

**Privacidad:** en general las recámaras se comparten. Sin embargo, las recámaras se consideran privadas y el personal debe tocar la puerta antes de entrar. Los residentes pueden recibir visitas de sus esposos en privado.

**Restricción física (amarraduras):** sólo el médico del residente puede ordenar una la restricción física como parte del cuidado. También debe decir qué tipo de restricción y por cuánto tiempo se usará. (Se ha recomendado que la restricción física se deje de usar, aunque no ha sido prohibida.)

**Estilo de vida:** los residentes no tienen tanta libertad para escoger su comida, ni el horario de comer o dormir como en su propia casa. Sin embargo, estos lugares tratan de complacerlos en lo que sea posible.

**Poder de efectuar cambios:** puede presentar asuntos al concilio de residentes, o al mediador oficial de cuidado a largo plazo.

**Libertad para salir:** toda persona que ingresa a uno de estos lugares tiene el derecho de salirse cuando quiera, sin importar lo que la familia piense o que tan seguro pueda ser. Todos tenemos derecho a nuestras locuras.

> **¡MIRA!** A continuación describimos asuntos generales sobre los derechos de los pacientes. Para informarte de las reglas de tu propio estado, ponte en contacto con la agencia del gobierno del estado que otorga las licencias.

### El derecho de los residentes de salirse de un hogar

Si un residente debe salirse del lugar, debe recibir un aviso por escrito con treinta días de anticipo. Si es por una emergencia médica, el aviso no es necesario. En general, la persona puede salirse por cualquiera de las siguientes razones:

• La persona quiere salirse.

• La persona debe salirse por su propio bien.

- La persona debe salirse por el bien de los otros residentes.

- El asilo no recibe sus pagos (sin embargo, no pueden sacar a alguien si se le acaba el dinero y *Medicaid* está dispuesto a pagar).

- La persona vino al lugar para recibir algún cuidado especializado y este ya terminó.

- El lugar va a dejar de ofrecer sus servicios.

Si la persona no quiere salirse, llama INMEDIATAMENTE a la agencia de gobierno que otorga las licencias o a la que certificó al lugar para recibir pagos de *Medicaid.*

**Si tienes alguna pregunta, llama a:**

- la agencia de servicios para ancianos de tu localidad,

- la sección de servicios para ancianos y deshabilitados del Departamento de Recursos Humanos de tu localidad,

- la oficina del mediador oficial,

- la Administración Federal de Finanzas del Cuidado de la Salud.

## Los deberes de los amigos y familiares

- Hacer visitas siempre que puedan.

- Mandar tarjetas o cartas los días que no visiten.

- Dar regalitos.

- Si la enfermera está de acuerdo, salir a caminar con la persona cuando la visite, para que haga ejercicio.

- Escuchar las quejas de la persona.

- Mantener una buena relación con el personal.

# A preparar el hogar

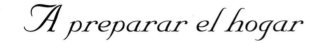

# A preparar el hogar

*U*na de las primeras cosas en las que tienes que pensar es cómo cambiar la casa para hacerla lo más cómoda y segura posible para la persona a quien cuides. También hay que tener en cuenta los cambios que vendrán después, con la edad, y quizás con otras enfermedades y debilidades. Aquí te presentamos algunas sugerencias de los expertos.

## La seguridad antes que nada
*Safety, Safety, Safety*

Primero hablemos de la seguridad: si planeas un poco más desde el principio, será fácil evitar accidentes como los tropiezos y resbalones, así que busca bien las cosas que puedan causarlos dentro de la casa. Las caídas estan entre los accidentes más frecuentes y pueden ser los más peligrosos, a veces ¡hasta mortales!

**¡MIRA!** Deja una cobija, cojín y teléfono en el piso, por si se cae; así la persona podrá cubrirse y llamar a alguien que le pueda ayudar.

Recuerda que lo más importante es que la casa sea segura. Ten en cuenta cómo pueden cambiar las cosas. Por ejemplo, quizás los asientos estén muy bajos para que la persona se levante sola si pierde la fuerza.

Pide la opinión de amigos o familiares. Puede ser que ellos piensen en cosas que no se te habían ocurrido. Dos cabezas piensan mejor que una.

Piensa también en lo que tú necesitas. Si te organizas desde el principio, luego tendrás más tiempo para hacer otras cosas, ¡descansar!, por ejemplo.

# Dentro de la casa
*The Home Environment*

La mejor casa para cuidar a un anciano o a una persona deshabilitada es de un solo piso, y una en la que tú y la persona a quien cuides se puedan ver el uno al otro cuando estén en habitaciones diferentes.

### Asegúrate que la casa sea segura

Para preparar la casa con la mayor seguridad, usa todas las ideas que puedas de entre las siguientes:

- Saca todos los muebles que no sean necesarios.

- Arregla los demás muebles con suficiente espacio para una silla de ruedas o andadera, para que no sea difícil que la persona pase por la habitación.

- Quita los muebles bajos en los que se pueda tropezar.

- No cambies de lugar los muebles después de que la persona se haya acostumbrado al nuevo arreglo.

- Acomoda los muebles de manera que no se deslicen si alguien se apoya en ellos.

- Asegúrate de que su silla favorita tenga los brazos largos para que la persona se pueda apoyar al sentarse y levantarse.

- Acolchona o cambia los muebles que tengan esquinas filosas.

- Pon los asientos de las sillas a la altura de 20 pulgadas (50 cm). Si es necesario, pon bloques o plataformas de madera bajo los muebles más pesados y grandes para alzarlos.

- Investiga si un carpintero puede poner barandales donde la persona se tiene que apoyar. Los carpinteros saben reforzar los barandales para que no se quiebren con el peso de una persona.

- Pon cinta de pintor (*masking tape*) o de otro color en las puertas de vidrio y en los ventanales.

- Pon luces de noche automáticas en los habitaciones que usa la persona a quien cuides.

- Despeja un camino para escapar en caso de incendio.

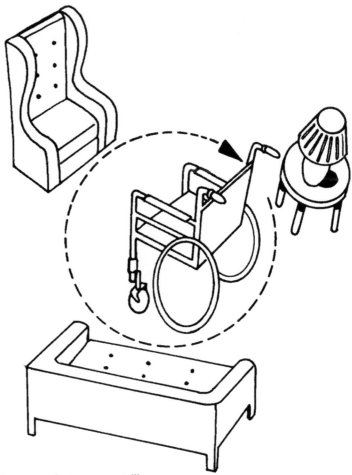

*Para dejar espacio para una silla de ruedas, acomoda los muebles a 5 ½ pies (1.67 m) de distancia*

- Instala alarmas de fuego en cada piso y afuera de cada recámara.

- Deja un extintor para apagar incendios en la cocina.

- Decide si necesitan usar un monitor de sonido (como los que

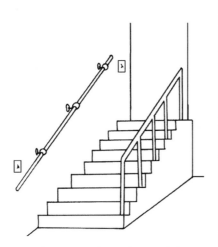

*Asegúrate que haya barandales en todas las escaleras. Si es posible, que se extiendan más allá del primer y último escalón.*

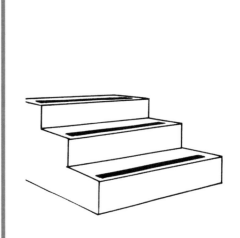

*Pon cinta anti-derrapante en los bordes de los escalones.*

se usan para el cuidado de bebés).

- Usa cinta anti-derrapante en los bordes de las escaleras (si quieres, pinta el primer y último escalón de un color diferente al piso).

- Es más fácil caminar sobre alfombra de pelusa corta que de pelusa larga, y también es mejor si es de un solo color que si

**¡MIRA!** Si la persona tiene problemas del pecho o respiratorios, evita:
- Tapetes
- Vaporizadores con motor de correas
- Muebles con cojines demasiado rellenos
- Libros y libreros
- Mascotas y muñecos de peluche o trapo
- Pantallas con pliegues para las lámparas
- Tubos de calefacción y filtros de aire sucios
- Fumar dentro de la casa
- Cobijas y ropa de lana

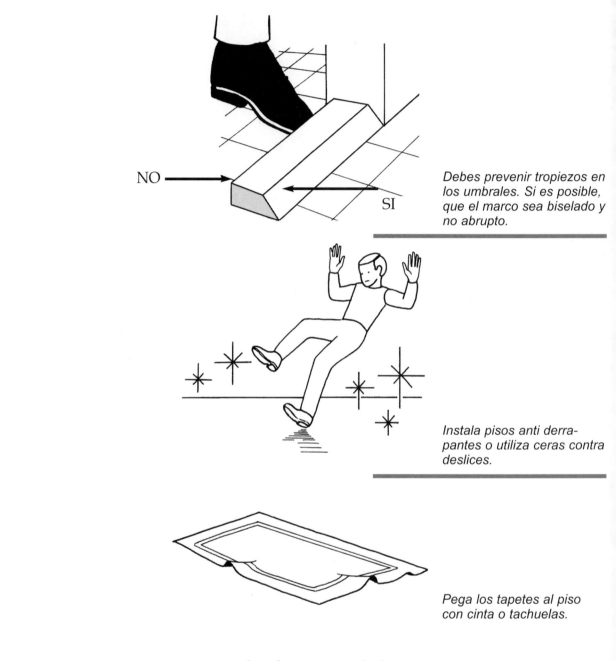

 NO →

*Debes prevenir tropiezos en los umbrales. Si es posible, que el marco sea biselado y no abrupto.*

SI ←

*Instala pisos anti derra-pantes o utiliza ceras contra deslices.*

*Pega los tapetes al piso con cinta o tachuelas.*

tiene muchas formas mezcladas.

- Asegúrate que no hay nada en las escaleras que pueda causar tropiezos, como pocitos o bultos en la madera.

- Pega los cables de la luz y el teléfono a las paredes.

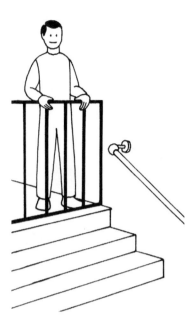

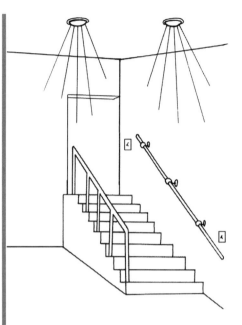

*Una reja de seguridad en las escaleras puede prevenir caídas.*

*Asegúrate que haya buena iluminación para los escalones, así como interruptores en ambos extremos de las escaleras.*

- Arregla o quita las puertas que se cierren demasiado rápido.

- Pon algo enfrente de la chimenea, como una pantalla o cubierta.

- Cubre la tubería del agua caliente, si no está cubierta.

- Usa luz de manera indirecta, que no deslumbre los ojos.

- Pon los controles de las luces junto a las puertas de las habitaciones para encenderlas antes de entrar. Decide si necesitan lámparas junto a la cama que se enciendan cuando aplaudas.

**¡MIRA!** Las personas mayores necesitan mucha más luz que las más jóvenes para ver. Si puedes, usa muebles, asientos de los baños, y mostradores de un color diferente al del piso para que se distingan mejor.

- Usa focos de 100 a 200 vatios para trabajos manuales, como el bordado o tejido, pero asegúrate de que las lámparas van a funcionar con focos de ese voltaje.

- Pon luces también en las banquetas y escaleras afuera para poder ver bien en la noche.

- Si es posible, también usa un detector de monóxido de carbono.

- Haz un plan de escape en caso de emergencia.

**¡MIRA!** Si la persona a quien cuides depende de máquinas para seguir viva, pregunta si hay un sistema eléctrico de emergencia, en caso de un apagón, y prepara un plan de acción por si se ofrece.

### Para mayor comodidad y conveniencia

- Para las personas débiles o en sillas de ruedas, investiga si es posible conseguir aparatos para que las puertas se abran automáticamente.

- Para una persona en silla de ruedas o andadera, deja un espacio de 18 a 24 pulgadas (45 a 61 cm) en los descansos antes de las puertas.

- Acuérdate también de dejar espacio para que pueda pasar por las puertas una cama de hospital o una silla de ruedas. Un mínimo de 32 pulgadas (81 cm) será suficiente.

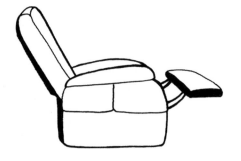

*Decide si necesitan un sillón reclinable con asistencia eléctrica que permita apagar la asistencia eléctrica.*

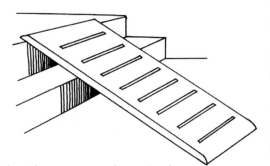

*Instala rampas en las entradas. Puedes añadir barandales para mayor seguridad.*

¡MIRA! Si se está remodelando una casa de dos pisos, puede pedírsele al contratista que construya la estructura necesaria para un ascensor, aunque éste no se instale hasta después, cuando sea necesario. Mientras tanto, el espacio se puede utilizar como armario.

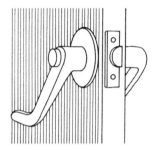

*Manija de palanca*

- Para ensanchar una puerta hay que quitarle el marco y cambiar las bisagras normales por unas que permitan mayor movimiento de la puerta. Si es posible, quita la puerta.

- Usa manijas de palanca en todas las puertas.

- Si hay que llevar a una persona deshabilitada de un piso a otro, quizás haya que poner una silla elevadora eléctrica en las escaleras.

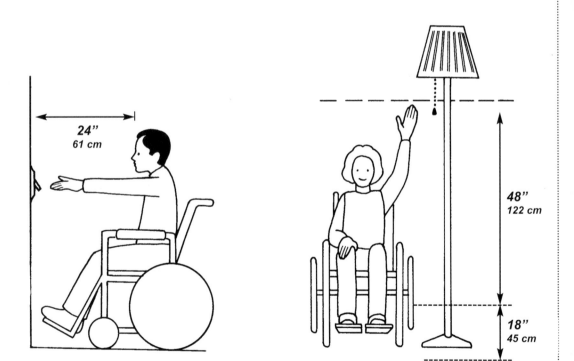

*Una persona sentada puede tocar hasta 24 pulgadas (61 cm) enfrente. La posición ideal para los interruptores de la luz, los teléfonos y los buzones es entre 18 y 48 pulgadas (45 y 122 cm) del piso.*

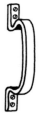

## En el baño
### The Bathroom

Para evitar accidentes, fíjate que el baño sea seguro para la persona a quien cuides.

### Seguridad

- Cubre todas las esquinas filosas con cojincitos de hule.

- Pon luces en donde guardes las medicinas para que no vayan a cometer un error al escoger la medicina.

- Quita los seguros de las puertas de los baños.

- Usa cinta o un tapete contra deslices en el piso de la bañera o regadera (ducha).

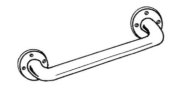

*Instala barandales de seguridad al lado del excusado, al borde del lavamanos, y en la bañera y la regadera, de acuerdo a las necesidades de cada individuo.*

*Puedes instalar mangos de cinco pulgadas en los marcos de las puertas o las ventanas.*

- Si es posible, pon un barandal de apoyo en un lado del tocador. No uses el toallero como apoyo porque se puede quebrar.

- Quita las puertas de vidrio de la regadera (ducha) o cámbialas por unas de plástico a prueba de golpes.

- Utiliza solo aparatos que se apaguen cuando la carga eléctrica no haga contacto con tierra.

- Utiliza enchufes que se apaguen cuando la carga eléctrica no haga contacto con tierra.

- Asegúrate que la temperatura del agua no rebase los 120 grados Fahrenheit (49° C) en el termostato.

- Usa llaves que mezclen el agua fría y caliente, o pinta de rojo la llave del agua caliente.

- Asegúrate que la tubería del agua caliente esté cubierta para prevenir quemaduras.

- Pon barandales de apoyo junto al excusado o usa un asiento con barandales de apoyo ( 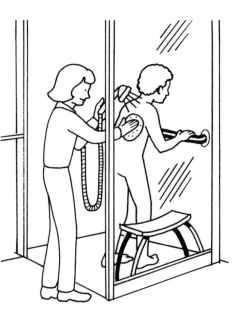 *véase* El equipo y los materiales, *página 46*).

### Para mayor comodidad y conveniencia

- Si es posible, deja un camino directo al baño de la recámara de la persona a quien cuides.

- Pon una lámpara de calefacción en el techo.

- Pon un teléfono cerca del excusado.

- Usa jabón amarrado con cuerda, o pon la barra de jabón dentro de una media, y amárralo al barandal de apoyo.

- Deja el papel de baño al alcance del excusado.

- Deja espacio para dos personas enfrente del lavamanos del baño.

- Si es posible, asegúrate que el lavamanos esté a 32 pulgadas (81 cm.) del piso.

- Para las llaves del agua, usa palancas en vez de manijas.

- Consigue un asiento alzado para el excusado, como los que se usan para los niños, pero más grande.

*Si es posible, consigue una casilla para la regadera con suficiente espacio para dos personas. Usa una regadera de mano con una manguera larga y de chorro ajustable. También consigue una banca o asiento para bañarse.*

## En la cocina
### The Kitchen

Aquí hay otras ideas en caso de que la persona anciana o deshabilitada quiera y pueda ayudarte en la cocina:

### Para mayor seguridad

- Calienta el agua para el té en una tetera eléctrica.

- Asegúrate que el termostato del agua no pase de 120 grados Fahrenheit (49° C).

- Usa una llave que pueda cambiar la temperatura del agua con una sola palanca.

- Despeja un área  lejos del cajón de los cuchillos y de la estufa para que la persona ayude a preparar la comida.

- Usa el horno de microondas siempre que sea posible, a menos que haya alguien cerca con un marcapasos.

- Pide que la compañía de gas le haga cambios a la estufa para que huela fuerte a gas y te des cuenta si está apagado el piloto.

- Si es posible, usa una estufa con los controles al frente, para no tener que pasar el brazo sobre los quemadores.

- Consigue una escalerita para alcanzar las repisas altas, en lugar de usar las sillas.

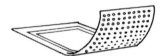

*Cubre el piso con superficies anti derrapantes, o usa un tapete cerca del fregadero, donde pueda estar mojado el piso.*

### Para mayor comodidad y conveniencia

- Usa sillas en las que puedas cambiar la altura y que tengan rueditas que puedas trabar.

- Instala repisas que giren para los gabinetes de las esquinas, como las que llaman *Lazy Susan*©.

- Arregla las cosas en los gabinetes para que no se tengan que agachar o estirar tanto.

- Usa repisas en la pared en vez de gabinetes altos.

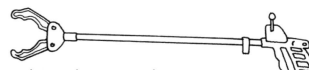

Usa aparatos para alcanzar las cosas en lugares altos o bajos y evitar estirarse, agacharse, o subirse a un banco.

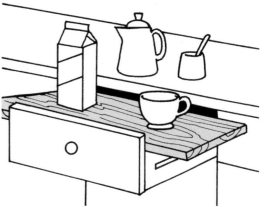

Una tabla de cortar sobre un cajón crea una superficie al alcance de una persona en silla de ruedas.

- Cambia las perillas de los cajones por manijas para que sea más fácil abrirlos.

- Deja los platos en el escurridor dentro del fregadero para descansar la espalda de tratar de alcanzarlos en las alacenas.

- Arregla un cajón, como en la ilustración de arriba, para personas en sillas de ruedas.

- Quita las puertas debajo del lavabo para que lo pueda usar una persona en silla de ruedas, pero asegúrate que la tubería esté cubierta.

- Puedes crear diferentes niveles si usas superficies que puedas doblar o guardar bajo el fregadero.

- Quizás se pueda instalar el horno en la pared, para evitar agacharse.

- Instala sistemas de suspensión para los cajones más pesados.

- Pon repisas que puedas deslizar hacia fuera de los gabinetes.

- Si puedes, consigue un refrigerador con el congelador en la parte de abajo.

- Arregla el refrigerador para que la puerta se cierre sola, o si es necesario, cambia el lado donde se abre la puerta.

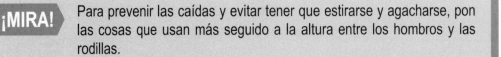

**¡MIRA!** Para prevenir las caídas y evitar tener que estirarse y agacharse, pon las cosas que usan más seguido a la altura entre los hombros y las rodillas.

## En la recámara
### *The Bedroom*

Si es posible, prepara tres recámaras, una para la persona a quien cuides, una para ti, y una para el asistente médico en el hogar. Y también:

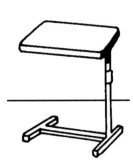

*Consigue una mesa de altura variable para la cama del tipo que se usa para las comidas en el hospital.*

- Usa un monitor de sonido para oír lo que sucede en la habitacion de la persona a quien cuides (hay algunos, como los que se usan para bebés, que no son caros, y que son fáciles de cargar por cualquier lugar en la casa).

- Arregla la recámara de manera alegre y con colores brillantes o claros.

- Asegúrate de que hay calefacción y aire fresco. Se recomienda una temperatura de 65 grados Fahrenheit (18° C) por la noche.

- Consigue un colchón firme.

- Consigue un radio y una televisión.

- Pregunta si puedes poner un acuario porque ayuda a distraerse y relajarse.

- Usa cubiertas desechables para proteger los muebles.

- Usa persianas o cortinas para oscurecer las habitaciones.

- Pon los palos para colgar la ropa en el armario a 48 pulgadas (122 cm) de altura.

- Deja una silla para vestirse a la mano.

- Deja una linterna de mano en la mesita de noche, al lado de la cama.

- Consigue un excusado portátil (con unas cuatro pulgadas de cojín) para usar junto a la cama.

- Cuelga un boletín de corcho a la vista con fotos de amigos y familiares.

- Pon una silla o mesa maciza al lado de la cama para que la persona pueda subirse y bajarse.

- Alza la cama a una altura de 22 pulgadas ( 56 cm) asegúrala contra la pared o traba las ruedas, para que la persona se pueda subir y bajar con seguridad.

- Puedes usar bloques de madera para alzar la cama, pero asegúrate de que permanezca estable y maciza.

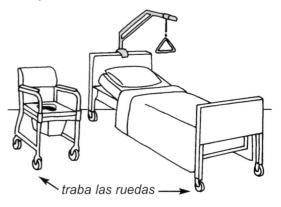

*Excusado portátil para la recámara y cama con trapecio de barra.*

← *traba las ruedas* →

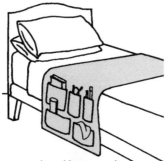

*Para crear un sistema de organización para la cama con pañuelitos, loción y otras necesidades pégale bolsillos a un pedazo grande de tela y cuélgalo a lo ancho de la cama.*

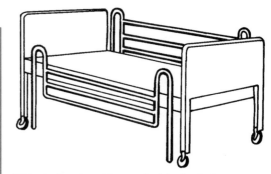

*Si toda la atención será al lado de la cama, decide si necesitas una cama de hospital: útil para ti y la persona a quien cuides.*

## El teléfono
*The Telephone*

Quizás la compañía de teléfonos te pueda conseguir, o decirte donde encontrar cosas apropiadas para las personas con necesidades especiales, como:

• Un teléfono con los números grandes para que sea fácil verlos y usarlos.

• Un sostén para el teléfono.

• Instrucciones, paso a paso y en letra grande, de cómo usar el teléfono.

• Bocinas del teléfono con volumen más alto.

• Un teléfono TTY para las personas que no oyen bien.

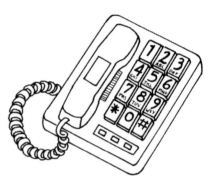

*Teléfono con números de gran tamaño*

• Un teléfono inalámbrico (para sacarlo del alcance de alguna persona trastornada).

• Botones preprogramados con los nombres o las fotos de familiares y amigos en vez de números.

• Un teléfono con una línea que se conecta automáticamente con un número preprogramado al oprimir un solo botón.

• Una lista de números de emergencia y de las medicinas para poner al lado del teléfono.

• Instrucciones claras para decirle al personal de emergencia la dirección de la casa y cómo llegar.

**¡MIRA!** En algunas partes, hay un servicio de tranquilidad por teléfono (Telephone Reassurance Service). Llaman por teléfono diario a personas ancianas o deshabilitadas para asegurarles que todo está bien, o para prevenir crímenes en el área. Pide información del departamento de policía o la agencia de ancianos.

- Un plan para avisarle a un amigo o a un servicio de emergencia si es necesario pedir ayuda.

## Alrededor de la casa
*Outdoor Areas*

Es muy importante para personas ancianas y débiles que aún pueden moverse solas que el alrededor de la casa sea también seguro. Para esta área puedes usar:

- rampas para poder subir a pisos elevados o áreas disparejas del suelo,

- un patio o un balcón con barandales seguros,

- una alarma o un seguro para las puertas hacia fuera, especialmente si la persona tiene la enfermedad de Alzheimer,

- una llave escondida afuera de la casa,

- luz apropiada para ver cosas que puedan bloquear el camino en la noche,

- escaleras en buena condición con cubierta contra deslices,

- barandales bien puestos en las escaleras,

- los bordes de los escalones marcados con pintura que refleje la luz,

- una cerca de madera o de metal o plantas alrededor del jardín y de partes que pueden ser peligrosas, como las albercas o los arroyos.

También hay que quitar todas las herramientas pesadas.

## Dentro de la casa con un enfermo de **Alzheimer**
*The Home Environment for the Person with Alzheimer's*

Si estás cuidando en casa a una persona con la enfermedad de Alzheimer, dale la oportunidad de estar rodeada de cosas conocidas, y así pueda ser lo más independiente posible. Lo mejor es crear un ambiente en que la persona se sienta tranquila, segura, animada, y que esté en un lugar de confianza, para que el resto del mundo no la agobie.

Ponte en su lugar, y trata de prevenir que sufra algún accidente, que se pierda al vagar, o que se alteren sus emociones.

### Para mayor seguridad

- Si le da por vagar, prepara un caminito "para dar la vuelta" dentro de la casa.

- Pon cinta reflectiva en los muebles y en las esquinas filosas.

- Acolchona las esquinas filosas de los muebles.

- Usa cinta reflectiva para marcar el camino de la recámara al baño para usarlo durante la noche.

- Usa cubiertas sobre los radiadores.

- Usa enchufes a prueba de niños en todos los aparatos eléctricos.

- Cierra con seguro las puertas del sótano y de la cochera.

- Cierra con seguro los gabinetes de licor.

- Saca todos los materiales que pueda causar envenenamiento, como los limpiadores y químicos.

- Deshazte de todas las cosas filosas.

- Saca todas las plantas venenosas de la casa y el jardín.

- Pon cerraduras y pestillos de seguridad en las puertas y portones de afuera. Pon alarmas o campanitas en las puertas.

- Saca de la casa todas las armas de fuego, como pistolas y rifles, y guarda las balas por separado en un gabinete aparte bajo llave o candado.

- Cubre las cosas lisas o brillantes porque las personas con la enfermedad de Alzheimer se alteran si se deslumbran.

- Puedes evitar las sombras si colocas las luces iluminando hacia el techo, o si consigues lámparas que no hagan sombras.

- Cubre o saca los espejos si causan que se altere una persona con alucinaciones o visiones.

- Guarda las llaves del carro bajo llave y asegúrate que el carro no pueda encender.

- Esconde el control remoto de la puerta de la cochera.

### *Para mayor comodidad y conveniencia.*

- Saca todas las cosas de cualquier valor (aunque sea sentimental), como el dinero, las joyas, o los recuerdos.

- Guarda los documentos importantes fuera del alcance del enfermo.

- Pon asientos al lado de las ventanas que sean bajitas para poder ver hacia fuera, pero trábalas para que no se abran más de tres pulgadas (8 cm).

- Pinta las paredes de un color que calme a la persona a quien cuides, y que sean sus favoritos.

### *En el baño*

Toma aún más precauciones para arreglar el baño para una persona con la enfermedad de Alzheimer. Piensa bien sobre los accidentes posibles.

### Para mayor seguridad

- Marca en la pared con una línea de color hasta dónde debe dar vuelta la llave para tener la temperatura correcta.

- Pon una mallita de alambre sobre los desagües que no los tengan.

- No dejes los botes de la basura a la vista (porque a veces las personas con la enfermedad de Alzheimer se orinan en ellos).

- No dejes cables eléctricos colgando cerca del lavabo.

- Saca o guarda bajo llave todas las navajas de rasurar y cosas que puedan ser venenosas.

- Pinta de rojo la llave del agua caliente.

- Usa una llave que mezcle automáticamente el agua fría y caliente.

- Usa llaves que se cierren automáticamente.

- Si es posible, que el excusado y el lavabo sean de color diferente al del piso.

### En la cocina

La seguridad en la cocina es aún más importante si estás cuidando a un enfermo de Alzheimer. Si algo no está funcionando, quítalo.

### Para mayor seguridad

- Quita todo lo que pueda causar confusión.

- Quita la manija del congelador.

- Ponle cerradura al refrigerador.

- Disimula los controles del triturador de basura.

- No dejes botes de la basura a la vista.

- Pon letreritos en todos los gabinetes.

- Pon una llave maestra (si la estufa es de gas) o un interruptor (si es eléctrica) para desactivarla si no estás en la cocina.

- Quita las perillas para los quemadores y pon cinta en los

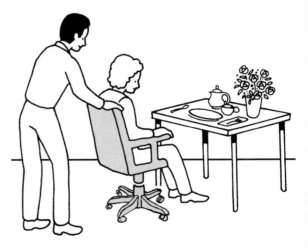

*Para facilitar la alimentación de un enfermo de Alzheimer, utiliza una silla de oficina con ruedas que puedas trabar.*

rabitos o pon cubiertas sobre las perillas.

- Ponle un control maestro a la estufa para que solo tú puedas encenderla.

- Pon una cubierta de aluminio sobre toda la estufa o usa cubiertas para cada quemador.

- En vez de un piloto de gas, usa un encendedor eléctrico.

- Ponle seguro a la puerta del horno.

- Usa cerraduras y pestillos de seguridad en las puertas y en los gabinetes.

- Usa medias puertas o puertas con ventanillas para que puedas cerrar la puerta de la cocina, pero que aun te pueda ver.

- Usa una llave del agua que se cierre automáticamente.

- Usa un aparato para controlar cuanta agua caliente se usa, o cierra la tubería debajo del lavabo.

- Si la llave del agua se puede virar afuera del lavabo, ponle una traba para que el agua sólo caiga dentro del lavabo.

---

¡Buena idea!

### PARA REDUCIR LA PÉRDIDA DE LA MEMORIA

Con estos pasos puedes evitar problemas con la pérdida de memoria que tienen las personas con la enfermedad de Alzheimer:

- Pon un dibujo o un pedazo de papel de colores en la puerta del baño para recordarle lo que es.

- Pon letreritos en los cajones, gabinetes y refrigeradores.

- Usa colores que hagan contraste para diferentes cosas.

- Deja notas a la vista para recordarle a la persona de lo que hay que hacer.

- Esconde o deshazte de los aparatos eléctricos pequeños que puedan ser peligrosos.

- Apaga los aparatos eléctricos y desconéctalos, o apaga los fusibles (o quítalos si es necesario).

### En la recámara

Puede ser que la persona con la enfermedad de Alzheimer se levante a caminar durante la noche, y debes tener eso en cuenta también al arreglar su recámara.

## Para mayor seguridad

- Si es posible pon un sensor de alarma al lado de la cama o usa un aparato de luz infrarroja para que una alarma suene cuando la persona se levante de la cama y cruce el rayo de luz. O, aun más simple, pégale un transmisor para el monitor de sonido a la ropa.

- Si le da por vagar en las noches, baja la cama un poco. Puedes hacer esto si le quitas las ruedas, las patas o el *box spring.* Pon la cómoda al pie de la cama.

- Cambia la cabecera al pie de la cama para prevenir que se levante la persona, o ponle barandales.

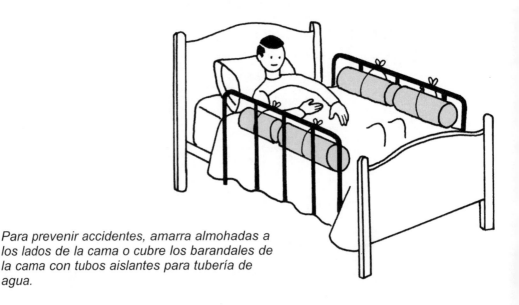

*Para prevenir accidentes, amarra almohadas a los lados de la cama o cubre los barandales de la cama con tubos aislantes para tubería de agua.*

# El equipo y los materiales

# El equipo y los materiales

*P*ara dar el cuidado apropiado en casa, necesitarás ciertos materiales, divididos en dos categorías:
- *Materiales médicos en general*
- *Equipo médico duradero*

*Antes de comprar o de firmar un contrato de alquiler, consulta con el médico, la enfermera, o el terapeuta ocupacional o físico. Los vendedores no siempre tienen el entrenamiento necesario para determinar las necesidades médicas, sociales, o ambientales para ayudarte a tomar la decisión correcta. Los terapeutas ocupacionales te pueden recomendar sustitutos más económicos en vez de equipo que pueda ser más caro. Si tienes las recetas o las órdenes apropiadas de un médico, Medicare o un seguro privado puede pagar por cierto equipo. Pregúntale al representante del seguro si la póliza paga por el equipo y sigue sus instrucciones para recibir autorización de antemano.*

## Donde comprar los materiales necesarios
### *Where to Buy Needed Supplies*

El equipo y los materiales médicos deben provenir de un establecimiento de buena reputación. Busca un establecimiento conocido por dar buen servicio. Asegúrate de pedir recomendaciones del personal médico o de la persona encargada de dar de alta a los pacientes del hospital. Para comparar los precios, usa la gráfica de la página 54 como un ejemplo.

Busca en la Sección Amarilla bajo *Surgical Appliances* (aparatos quirúrgicos), *Physicians and Surgeons* (médicos y cirujanos), *Equipment & Supplies* (equipo y materiales), y *First Aid Supplies* (materiales de primeros auxilios). Los establecimientos incluyen:

- tiendas de materiales quirúrgicos,

- farmacias,

- hospitales,

- agencias para el cuidado de la salud en casa,

- tiendas o almacenes de departamentos,

- catálogos de materiales médicos.

## Donde conseguir equipo prestado
*Where to Borrow*

Para uso a corto plazo, a veces es posible recibir equipo prestado. Llama en tu localidad a:

- El Ejército de Salvación (*Salvation Army*),

- La Cruz Roja (*Red Cross*),

- La asociación de enfermeras a domicilio (*Visiting Nurse Association*),

- Las agencias para el cuidado de la salud en casa,

- La sociedad de *Easter Seal* (*Easter Seal Society*),

- La asociación de la distrofia muscular (*Muscular Distrophy Association*),

- La Sociedad Americana del Cáncer (*American Cancer Society*),

- Organizaciones caritativas,

- Iglesias, grupos y centros para ancianos.

**¡MIRA!** Nunca compres equipo de un vendedor ambulante, por teléfono, o a alguien que se presente antes de que el médico o el encargado de dar de alta te haya dicho que equipo vas a necesitar.

## $\mathcal{L}$ista Materiales en general

- ✔ Limpiador para las manos contra bacterias
- ✔ Ungüento bacteriostático
- ✔ Vendas, gasas, cinta adhesiva
- ✔ Cobijas (dos o tres)
- ✔ Bolitas de algodón y cotonetes
- ✔ Cepillo de dientes
- ✔ Artículos para la limpieza bucal o de dentaduras
- ✔ Vasija en forma de riñón para el aseo oral
- ✔ Recipiente para desechar agujas de un diabético
- ✔ Capa impermeable (como Chux®) desechable para proteger la cama
- ✔ Sábanas de tracción para voltear alguien en la cama
- ✔ Toallitas de mano o trapos de baño
- ✔ Almohadas de hule espuma
- ✔ Almohadas para la cabeza
- ✔ Toalla calentadora
- ✔ Agua oxigenada
- ✔ Bolsa para hielo
- ✔ Loción
- ✔ Cuatro sábanas (mínimo)
- ✔ Laxante oral

- ✔ Letrero con instrucciones de primeros auxilios
- ✔ Aparato para medir la presión sanguínea
- ✔ Guantes estériles de hule
- ✔ Alcohol
- ✔ Cinturones de seguridad (para prevenir caídas de las sillas)
- ✔ Gorro de baño
- ✔ Jabón para piel reseca
- ✔ Termómetros (orales y anales)
- ✔ Pañuelos
- ✔ Calzones desechables
- ✔ Trusas para incontinencia
- ✔ Forro interior para la ropa
- ✔ Tenazas para el papel de baño para asistir con el aseo personal
- ✔ Sábanas impermeables
- ✔ Cinturón de restricción en rollo
- ✔ Faja de transferencia / para caminar
- ✔ Identificación de MedicAlert®
- ✔ Pulsera de identificación de Retorno Seguro para los ambulantes ( 📖 véase El programa de retorno seguro, página 146)

## Como pagar
*How to Pay*

Usa tu imaginación al pagar por el equipo. Puedes:

- Pedirle al doctor que recete una evaluación en casa, incluyendo una evaluación del equipo necesario.

- Investigar si los beneficios de cuidado en casa del seguro médico cubren el costo del equipo en parte o en su totalidad.

- Estudiar los programas de jubilación estatales o sindicales.

*Medicare* no ayuda con pagos por aparatos de asistencia, pero paga por equipo médico duradero en algunos casos. Para que los beneficios de *Medicare* paguen por él, el equipo debe ser prescrito por un médico y debe ser necesario por razones médicas. Debe ser útil sólo para alguna persona enferma o lastimada, y debe aguantar uso continuo. *Medicare* paga por el alquiler de algunos artículos por un máximo de quince meses, y después tienes la opción de comprarle el equipo al vendedor. Si la persona a quien cuides paga la parte deducible, *Medicare* cubre el ochenta por ciento de los gastos aprobados de alquiler, compra, o reparación del equipo recetado por el médico.

*¡Buena idea!*

**PARA ORGANIZARTE**

Guarda en el mismo lugar todas las cosas que usas más frecuentemente, y prepara una lista de los materiales para poder reemplazarlos fácilmente.

**¡MIRA!** Prepárate para las emergencias. Conserva a la mano una linterna, un radio de baterías, un reloj de baterías, baterías nuevas, cobijas adicionales, velas y candeleros, cerillos y un abrelatas manual.

## El equipo médico
*Medical Equipment*

Necesitarás proporcionar equipo especial para los diferentes cuartos de la casa, como también equipo para aumentar la movilidad de la persona a quien cuides.

### *Equipo para la recámara*

El tipo de equipo que necesitas depende de la condición médica de la persona. El equipo puede incluir algunas de las cosas en la lista siguiente.

- **Cama de hospital:** permite posiciones que no son posibles en camas regulares, y ayuda a la persona a descansar y a respirar con más comodidad, y a subir y bajar de la cama más fácilmente.

- **Colchón de presión variable:** reduce la presión en el tejido de ciertas partes de la piel.

- **Colchoncillo de huevera:** es una capa delgada de espuma en forma de los cartones para huevos que reduce la presión y mejora la circulación.

- **Excusado portátil:** para facilitar ir al baño al lado de la cama.

- **Incorporador de trapecio:** proporciona apoyo y una agarradera segura para cambiar de posición.

- **Tabla de transferencia:** es una tabla lisa para asistir la trans-

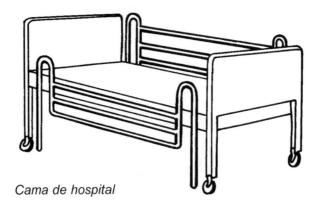

*Cama de hospital*

ferencia de la cama a la silla de ruedas, al excusado del baño o el portátil. ( 📖 *véase página 192*)

- **Grúa hidráulica:** por si es difícil mover a ciertas personas.

- **Mesita de cama:** proporciona una superficie para comer, leer, escribir, jugar, o cualquier otra actividad (puedes usar una tabla de planchar de altura variable como mesita de cama).

- **Silla con grúa mecánica o eléctrico:** para ayudar a la persona a levantarse de una silla.

- **Sostén para las cobijas:** es un sistema de apoyo para que la ropa de cama pesada no toque ninguna área lastimada o los pies.

- **Urinal (pato) y bacinica (cómodo):** para ir al baño en la cama.

*Excusado portátil*

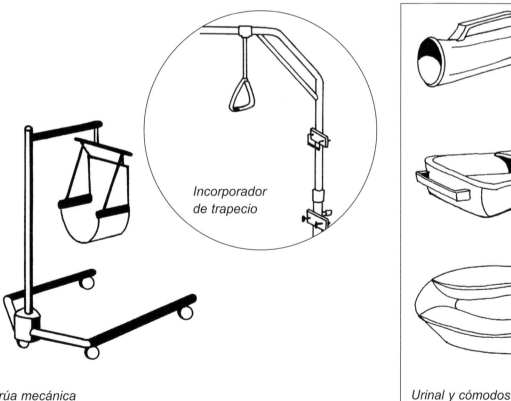

*Incorporador de trapecio*

*Grúa mecánica*

*Urinal y cómodos*

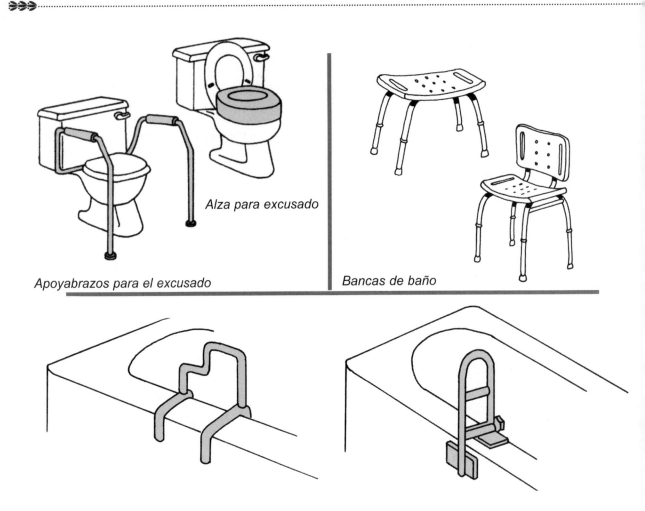

Alza para excusado

Apoyabrazos para el excusado

Bancas de baño

Agarraderas de seguridad

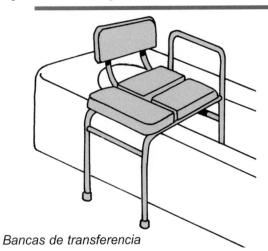

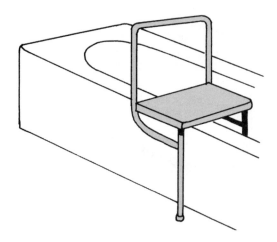

Bancas de transferencia

© 2002 CareTrust Publications LLC., All Rights Reserved.
Illegal to copy without a license from the publisher.

## El equipo para el baño

Las necesidades de equipo dependen de la circunstancias de cada persona. Decide si necesitas:

- **Alza para el excusado:** asiento elevado que se usa para ayudar a una persona a quien se le dificulta sentarse o levantarse del excusado (la hay de plástico moldeado y con diferentes tipos de trabas para excusados distintos).

- **Adaptador de excusado:** artículo que sirve de alza si se acompaña con un protector contra salpiques, o como excusado portátil si se acompaña con una cubeta.

- **Apoyabrazos para el excusado:** unidad que no necesita apoyo adicional, se pone sobre el excusado y sirve de apoyo en ambos lados para facilitar sentarse y levantarse.

- **Barandales de apoyo para la bañera y para la regadera:** barras de apoyo y seguridad instaladas fijamente en la pared para soportar el peso de una persona.

- **Tapetes y cintas de seguridad:** cintas ásperas de vinilo que se pegan al fondo de la bañera y al piso de la regadera para prevenir deslices.

- **Regadera en manguera de mano:** regadera en manguera móvil que permite dirigir el chorro de agua a todas las partes del cuerpo.

- **Banca de baño:** artículo de asistencia para personas a quienes se les dificulta sentarse o levantarse del fondo de la bañera.

- **Banca de transferencia para baño:** banca a horcajadas sobre el bordo de la bañera que permite entrar y salir de la bañera fácilmente.

- **Agarraderas de seguridad para la bañera:** proporcionan apoyo para entrar y salir de la bañera.

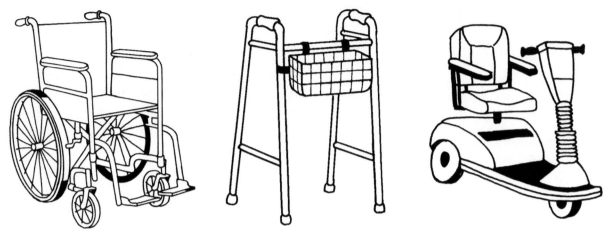

Silla de ruedas          Andadera          Motoneta eléctrica

### La asistencia para la movilidad

Los artículos de asistencia para la movilidad incluyen aquellos que le permiten a la persona desplazarse sin ayuda, como también aquellos que le facilitan al ayudante las transferencias de y a la cama, o de la cama a una silla.

Entre ellas están:

*Bastones*

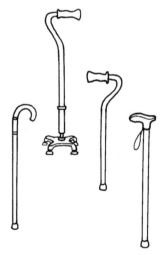

- Una silla de ruedas con cojín y soportes removibles para los brazos.

- Una andadera para ayudar con el balance y para proporcionar apoyo.

- Una motoneta eléctrica con tres o cuatro ruedas.

- Muletas para usar en caso de no poder apoyarse sobre una pierna o un pie.

- Un bastón para apoyar el peso ligeramente.

- Una tabla de transferencia de 9 x 24 pulgadas(23 a 61 cm), para ayudar a alguien a subir y bajar de la cama ( *véase la ilustración de la página 192*).

- Una faja de transferencia o para andar ( *véase la ilustración de uso en la página 188*).

*¡Buena idea!*

### LA MOVILIDAD

Un carrito de bebé le ayuda a la persona a mantener el balance, le proporciona algo de apoyo, es fácil de llevar de una habitación a otra, y tiene amplia superficie para cargar cosas de una habitación a otra.

## Los requisitos para una silla de ruedas

- seguridad
- facilidad de reparación
- comodidad
- cojines

- durabilidad
- apariencia atractiva
- facilidad de manejo

*¡Buena idea!*

### EL USO DEL BASTÓN

Pégale *Velcro*® al mango del bastón y otro pedazo de *Velcro*® a los mostradores y las mesitas de noche para sostener el bastón cuando no esté en uso.

## Accesorios para las sillas de ruedas para victimas de un derrame cerebral

- Extensión para el freno
- Soportes elevados para las piernas y removibles para los pies
- Soportes removibles para los brazos

**¡MIRA!** Algunos estados han adoptado leyes para proteger a los consumidores contra la venta de aparatos defectuosos. Si piensas que el equipo que compraste es defectuoso y te protegen esas leyes, llama a la oficina del fiscal del distrito de tu estado para preguntar que debes hacer para obtener un reemplazo o un reembolso.

## Equipo especializado
*Specialized Equipment*

Para las personas con problemas de la vista, el oído, o con otras limitaciones, hay muchos artículos para simplificarles la vida. Investiga las opciones, y verás que tu trabajo de asistente se simplificará también.

### Ayuda para la vista

- Anteojos de prisma
- Anteojos de aumento
- Anteojos recetados por un oculista
- Libros y letreros en escritura *Braille*
- Libros grabados en cassettes y un toca-cassettes
- Aparatos tele-sensoriales que convierten letras impresas a símbolos para el tacto

### Ayuda para el oído

- Amplificadores para el oído (ordénalo de un audio-especialista que permita un periodo de prueba de treinta días y sea distribuidor registrado)
- Sistemas de amplificación de sonido
- Amplificadores para el teléfono
- Aparatos que permiten recibir programas de televisión con subtítulos

---

**¡Buena idea!**

**AYUDA CON EL EQUIPO ESPECIALIZADO**

Investiga si *Medicaid* o el Club de Leones de tu estado puede pagar por amplificadores para el oído.

---

### Ayuda para Comer

- cuchara curvada si tiene problemas al mover la muñeca

- cilindros de hule espuma para agrandar las agarraderas y facilitar levantar los utensilios

- resguardos para los bordes de los platos o platos con bordes altos para ayudar a cucharear la comida

- cuchillos mecedores para cortar la comida con sólo mecer el cuchillo

- platos que mantienen la comida caliente si la persona tarda mucho en comer

- tarros con dos agarraderas, tapas, picos para verter, y bases de succión

*Ayuda para comer-tarro, agarraderas exageradas, plato con resguardo, cuchillo para una sola mano, cuchara curvada*

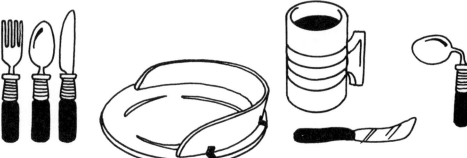

### Ayuda para vestirse

- ganchos para los botones que facilitan abotonarse la ropa

- palos de vestir que permiten vestirse sin doblar el cuerpo

- calzadores que eliminan la necesidad de doblar el cuerpo para ponerse los zapatos

- sostenes para mantener los calcetines abiertos para ponérselos poner a la persona

( 📖 *Ilustraciones en la página siguiente*)

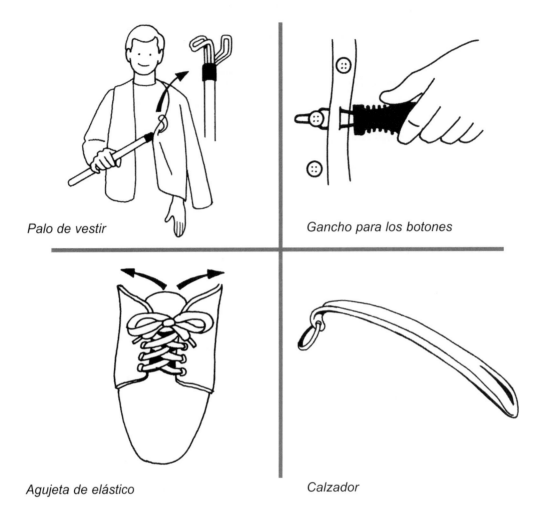

Palo de vestir

Gancho para los botones

Agujeta de elástico

Calzador

### SIMPLIFICA EL CALZADO

*¡Buena idea!* Si la persona tiene problemas para amarrarse las agujetas, cambia la forma de ponérselos, reemplazando las agujetas por elástico, para solamente tener que meter el pie.

## Aparatos para pedir ayuda

- teléfonos con botones de números pre-programados

- transmisores inalámbricos para reportar emergencias

- sistemas de reacción de seguridad médica

- un *beeper* para el ayudante

### Utensilios caseros de asistencia

- Mangos de cuerda: correas en los bastones para colgarlos de la muñeca al subir las escaleras.

- Carretillas de sillas rodantes: si pones ruedas en las patas de una silla la puedes usar para acarrear cosas por la casa.

- Canastilla para bicicleta: atada a una andadera para guardar artículos necesarios y mantener las manos libres.

- Un cartón de huevos vacío: para organizar las pastillas.

- Tapetes de hule: ideales para la bañera, la regadera, o donde se pueda resbalar; también sirven para crear superficies contra deslices sobre las charolas o las mesas.

- Aumenta el tamaño de las llaves: encájalas en un corcho.

- Pedales para abrir la puerta: puedes hacerlos si amarras un estribo a la manija de la puerta.

- Aumenta el tamaño de las manijas: usa mangos como los de los manubrios construidos de manguera para el jardín, tubos de aluminio fáciles de doblar, un rodillo de pintor o, para superficies pequeñas, un tubo de espuma para rizar el pelo.

- Tarjetas con palabras: tarjetas de cartulina que la persona pueda usar para comunicar sus necesidades.

- Aumenta el tamaño de los controles de la luz: con la tapa de hule de una pluma.

- Aumenta el tamaño de las cadenas de los controles de la luz, ponle una pelotita de plástico en la punta a los controles chicos.

- Sostenes para los bastones: pedazos de *Velcro*® o sujetadores de presión pegados a las sillas favoritas para evitar que  se caiga el bastón.

- Barandales para la cama: barandales de madera instalados con bisagras al piso en ángulos rectos.

- Manija de cuerda: una cuerda amarrada al pie de la cama para asistirle a la persona a cambiar de posición en la cama.

## *Cuadro comparativo del costo del equipo* (ejemplo)

| objetos | precio de compra | costo de renta x meses necesarios | cubierto por *Medicare* SI / NO |
|---|---|---|---|
| banco para el baño | $ | | |
| cómodo | | | |
| accesorios de seguridad para la cama | | | |
| bastón | | | |
| excusado portátil | | | |
| muletas | | | |
| cama de hospital | | | |
| colchón | | | |
| oxígeno | | | |
| asiento alzado para el excusado | | | |
| equipo especial | | | |
| trapecio | | | |
| andadera | | | |
| silla de ruedas | | | |
| motoneta (con 3 o 4 ruedas) | | | |
| otra cosa: | | | |
| | | | |
| **Total** | $ | | |

## Equipo especializado de hospital

- **Tanques de oxígeno**, si necesita oxígeno por razones médicas.

- **Equipo de terapia de oxígeno por la tráquea**, para llevar oxígeno a los pulmones por medio de un tubo flexible directamente del cuello a la tráquea.

- **Catéteres de succión**, que extraen sustancias mucosas y otras secreciones de la parte de atrás de la garganta si alguien no puede tragar.

- **Equipo de infusión en casa**, o terapia intravenosa, que introduce antibióticos, productos sanguíneos, quimioterapia, hidratación, medicina para el dolor, nutrición intravenosa, y medicamentos especiales.

# Las actividades de la vida diaria

## La higiene personal ✑ *58*

*El baño en cama • El baño de vasija • El baño en la bañera • El baño de regadera • El cuidado de las uñas • El lavado del cabello • El afeitado • El cuidado bucal • El cuidado de los pies*

## Para vestirse ✑ *71*

*Para vestir a una persona con la enfermedad de Alzheimer*

## Para tender la cama ✑ *73*

## Para usar el baño ✑ *75*

*Para usar el baño en la cama • Para usar un urinal • Para usar un cómodo • Los catéteres • La incontinencia • Las hemorroides*

## Para controlar la infección en el hogar ✑ *84*

*Técnicas de limpieza • Para prevenir el mal olor causado por las bacterias*

## El cuidado de la piel y la prevención de llagas por presión ✑ *88*

*Unas verdades sobre las llagas • Para prevenir las llagas*

## La alimentación ✑ *91*

*Para alimentar a una persona en la cama • Para alimentar en la cama a una persona desvalida o que tiene la enfermedad de Alzheimer • Para que coma más aún con poco apetito • Los problemas con la comida y sus soluciones*

# Las actividades de la vida diaria

## La higiene personal
*Personal Hygiene*

En tu trabajo de asistente personal, pasarás parte del día ayudando a la persona con su higiene. Esto incluye su baño, el lavado de su cabello, la limpieza de su boca, el afeitado y el cuidado de sus pies.

### El baño en cama

Es necesario dar un baño en cama cuando la persona no puede levantarse. El baño sirve para limpiar, estimular y mejorar la circulación de la sangre, pero puede resecar la piel y a veces hasta agrietarla. Por lo tanto tienes que decidir con qué frecuencia necesitas dar baños en cama, teniendo en cuenta la situación de la persona (si, por ejemplo, va al baño o suda demasiado, es necesario un baño diario; si no, dos o tres baños a la semana pueden ser suficientes). Durante el baño, aprovecha para revisarle el cuerpo y ver si tiene llagas (a veces las causa el estar acostado por mucho tiempo), hinchazones, salpullidos, lunares u otras cosas que te llamen la atención. Si la bañas frecuentemente y se le reseca la piel, alterna agua y jabón para un baño, y agua y loción para el siguiente. El talco y el almidón pueden causar problemas para la piel de algunas personas; pídele consejo a una enfermera.

---

**¡Buena idea!**

### EL CUIDADO DE LA PIEL

Es más fácil prevenir grietas en la piel que curarlas, por lo tanto, usa loción para la piel frecuentemente.

Para evitar el contagio de enfermedades, lávate bien las manos antes y después de bañar a la persona. Recuerda que a veces las personas mayores le tienen miedo al agua. Dile a la persona que la vas a bañar, y pide que te ayude en lo que pueda. A cada paso, dile lo que vas a hacer.

1. Asegúrate que la recámara está a temperatura tibia.

2. Vas a necesitar un par de guantes de hule, un jabón suave, un trapo de baño, una vasija con agua, loción para la piel, un peine, una máquina eléctrica de afeitar, champú, y ropa limpia.

3. Mantén buena postura: los pies separados, párate firmemente, dobla las rodillas y mantén tu espalda en la posición neutral (sin tensarla).

4. Ofrécele el orinal.

5. Si la cama es automática, álzala a la posición más alta y levanta la cabecera hasta tener la espalda recta.

6. Ayúdale con la higiene bucal: a cepillarse los dientes o a limpiarse la boca.

7. Prueba la temperatura del agua en la vasija con tu mano.

8. Quítale la ropa, la cobija y la sábana de encima; cubre la persona con una toalla o una cobija ligera. Mantén todo el cuerpo cubierto durante el baño en la cama; destapa solamente la parte que vas a lavar.

9. Acuesta a la persona.

10. Usa un trapo con jabón, otro para enjuagar y una toalla para secar. El trapo debe estar mojado, pero no tanto que esté goteando.

11. Primero lávale la cara suavemente y sécala a palmaditas.

**¡MIRA!** Siempre lava de las partes menos sucias a las más sucias.

12. Lávale la parte de adelante del cuello y sécala a palmaditas.

13. Lávale el pecho, y si es mujer, debajo de los senos; sécalo a palmaditas.

14. Lávale el vientre y los muslos; sécalos a palmaditas.

15. Límpiale el ombligo con un poquito de loción en un cotonete.

16. Lávale los brazos hacia arriba, desde las muñecas hasta los hombros, para estimular la circulación de la sangre. Sécalos a palmaditas.

17. Lávale las manos y entre los dedos, y revísale las uñas; sécalas a palmaditas.

18. Ponle una toalla debajo de las nalgas.

19. Dobla sus rodillas.

20. Lávale las piernas; sécalas a palmaditas.

21. Lávale los pies y entre los dedos de los pies; sécalos bien. Ponle loción si sus pies están resecos, pero no le pongas loción entre los dedos de los pies ya que esa área debe permanecer seca y limpia para evitar que se formen hongos.

22. Lávale el área del pubis. Pídele a la persona que se lave los genitales si puede, si no, hazlo tú (usa *PeriWash*® para prevenir la acumulación de bacterias.)

23. Si se trata de un hombre que no ha tenido una circuncisión, baja el prepucio, enjuaga, seca, y vuelve a cubrir la cabeza del pene con la piel. Si se trata de una mujer, lávale completamente sus genitales, separando los labios exteriores. (Haz esto al menos una vez al día.)

24. Sécale los genitales a palmaditas.

25. Fíjate si hay áreas que le duelan al tocarlas, hinchazones o dureza en los testículos.

26. Cambia el agua.

27. Haz rodar a la persona en la dirección opuesta a ti.

28. Pon una toalla debajo de la persona.

29. Lávale la espalda, empezando por el cuello y hasta terminar en las nalgas.

30. Enjuágala y sécala bien.

31. Dale un masaje en la espalda con loción para mejorar la circulación.

32. Vístela.

33. Cambia las sábanas.

34. Córtale las uñas de los pies, si están largas.

**¡MIRA!** Demasiada cera acumulada en los oídos puede causar problemas para oír para las personas que no pueden levantarse de la cama. Asegúrate que un médico o una enfermera le revise los oídos dos veces al año. Si el médico lo permite, ponle un poquito de loción en la parte de afuera de las orejas para prevenir resequedad y comezón.

## El baño de vasija

Si la persona a quien cuides puede estar sentada en una silla o en una silla de ruedas, puedes bañarla con una esponja al lado del lavabo.

1. Asegúrate que la habitación esté a una temperatura tibia.

2. Vas a necesitar: un par de guantes de hule, un jabón suave, un trapo de baño, una vasija con agua, loción para la piel, un peine, una máquina eléctrica de afeitar, champú, y ropa limpia.

3. Mantén buena postura: los pies separados, párate firmemente, dobla las rodillas y mantén tu espalda en la posición neutral.

4. Ofrécele el orinal.

5. Primero lávale la cara.

6. Lávale el resto de la parte de arriba del cuerpo.

7. Si la persona puede pararse, lávale los genitales. Si está demasiado débil para levantarse, lávale la parte de abajo del cuerpo en la cama.

### El baño en la bañera

Si la persona a quien cuides puede moverse bien y tiene suficiente fuerza para entrar y salir de la bañera, puede disfrutar de un baño en la bañera. Asegúrate que hayan barandales de apoyo en la bañera, una banca para el baño y una alfombrita de hule para prevenir deslices. (Le puede ser más fácil sentarse en la banca y no en el piso de la bañera.) Sigue estos pasos:

1. Asegúrate que la habitación esté a temperatura tibia.

2. Vas a necesitar: un par de guantes de hule, un jabón suave, un trapo de baño, una vasija con agua, loción para la piel, un peine, una máquina de afeitar, champú, y ropa limpia.

3. Prueba la temperatura del agua en la bañera antes de que la persona se meta.

4. Ayúdale a entrar a la bañera. Que se apoye en el barandal. (Si se apoya en ti, te puede tumbar).

5. Ayúdale a bañarse.

6. Vacía la bañera y ayúdale a salir.

7. Dile que use el barandal para salirse de la bañera o que se pare y se siente en la banca, y saque de la bañera una pierna a la vez. Ayúdale a levantarse.

8. Pon una toalla sobre una silla o sobre la tapa del excusado y

---

**PARA EL BAÑO EN LA BAÑERA**

*¡Buena idea!*  Si no usas una banca en la bañera, es más fácil para algunas personas si ruedan sobre su costado para ponerse de rodillas y después levantarse para salir de la bañera. Esto les da más estabilidad si la necesitan.

haz que se siente ahí para secarse.

9. Ponle un poco de loción si su piel está reseca.

10. Ayúdale a vestirse.

## El baño de regadera

Recuerda que las personas mayores, especialmente si tienen la enfermedad de Alzheimer, a veces le tienen miedo al agua. Dale a la persona el jabón para que lo huela y la toalla para que la toque y así entienda lo que va a pasar. Asegúrate que el piso de la regadera no sea resbaladizo.

1. Asegúrate que la habitación esté a temperatura tibia.

2. Explícale lo que vas a hacer.

3. Dale una banca de baño por si necesita sentarse.

4. Vas a necesitar: un jabón suave, un trapo de baño, una vasija para el agua, un peine, una máquina eléctrica de afeitar, champú, y ropa limpia.

5. Abre primero el agua fría y luego el agua caliente para evitar quemaduras. Mezcla la temperatura del agua antes de que entre bajo la regadera y usa solamente presión suave.

6. Primero mójale y lávale las partes menos sensibles del cuerpo, como los pies.

7. Por tu seguridad, pídele que use el barandal o que se siente en la banca.

8. Mueve la manguera en vez de pedirle a la persona que se mueva.

9. Ayúdale a lavarse si lo necesita.

10. Ayúdale a salir de la regadera y envuélvela con una toalla; después cierra la llave del agua.

**¡MIRA!** Saca del baño todos los aparatos eléctricos que puedan mojarse.

11. Ponle loción en la piel si está reseca.

12. Si es necesario, haz que se siente en una silla o sobre la tapa del excusado.

13. Ayúdale a secarse y a vestirse.

### El cuidado de la uñas

Cuando le limpies las uñas, puedes ver si hay señales de irritación o de infección. Esto es aun más importante para las personas con diabetes, porque para ellas una simple infección puede convertirse en algo mucho más grave. Es común que las uñas de los dedos y los dedos de los pies se engruesen con la edad y por lo tanto que sea más difícil cortarlas.

1. Vas a necesitar: un jabón, una vasija con agua, una toalla, un cepillo para uñas, tijeras, cortaúñas, una lima y loción para la piel.

2. Lávate las manos.

3. Lávale las manos con agua y jabón y déjalas en remojo en la vasija con agua tibia por unos cinco minutos.

4. Con un cepillo para uñas, talla suavemente las uñas para sacar la suciedad que haya debajo.

5. Sécale las uñas y empuja las cutículas suavemente con la toalla.

6. Para prevenir las uñas enterradas, córtale las uñas de los dedos y de los dedos de los pies en línea recta.

7. Límaselas suavemente para redondear los bordes.

8. Dale un masaje en las manos y en los pies con loción para la piel.

### El lavado del cabello

Con la edad se puede dificultar el lavado del cabello en la

**¡MIRA!** Si otras personas usan las mismas cosas, limpia las tijeras y el cortaúñas con alcohol.

regadera. El lavado del cabello y el cuero cabelludo mejora la circulación de la sangre y mantiene el cabello sano. A las mujeres especialmente les puede gustar que se les arregle el cabello, pero no te sorprendas si alguien que siempre gozaba de los peinados ahora ya no quiera o tenga miedo hacerse uno. Puedes lavarle el cabello a cualquier hora, siempre y cuando la persona no esté demasiado cansada. Antes de bañarse es el mejor momento. Escoge el proceso que sea más fácil para ti y para la persona a quien cuides.

---

**¡Buena idea!**

### EL LAVADO CON CHAMPÚ

Para facilitar el lavado, disuelve el champú en una botella antes de ponérselo en el cabello.

---

## El lavado con champú y agua

1. Vas a necesitar: guantes de hule, un peine y un cepillo, champú y acondicionador, varios recipientes con agua tibia, una vasija grande, un trapo de baño y toallas.

2. Haz que la persona se siente en una silla o en un excusado portátil.

3. Cúbrele los hombros con una toalla grande.

4. Desenrédale el cabello suavemente con un peine.

5. Protégele los oídos con algodón.

6. Dile que se cubra los ojos con el trapo de baño y que se incline sobre el lavabo.

7. Mójale el cabello con un trapo de baño mojado o échale agua con una jarra.

8. Enjabónale el cabello con un poco del champú disuelto.

9. Enjuágale el cabello con agua limpia o usa un trapo mojado y pásaselo por el cabello hasta que el agua salga limpia cuando lo exprimas.

10. Usa un acondicionador que no necesite enjuague si así lo deseas.

11. Sécale el cabello con una toalla.

12. Sácale los algodones de las orejas.

13. Péinale el cabello suavemente.

14. Si quieres, usa un secador de pelo a baja temperatura para no quemarle el cuero cabelludo.

**O también puedes,**

1. Modificar un tapete de hule grueso del tipo que se usa bajo el escurridor de los platos, cortándole un circulo en el borde más alto para ponérselo alrededor del cuello y así el agua correrá hacia al fregadero.

2. Siéntala al lado del fregadero, de espaldas al tapete.

3. Cúbrele los hombros con una toalla y ponle el tapete de hule con el corte alrededor del cuello para que el agua escurra al fregadero (como en el salón de belleza).

4. Sigue los pasos de arriba, usando una manguera o una jarra con agua para lavar y enjuagar el cabello.

## El lavado del cabello en seco

1. Vas a necesitar: guantes de hule, un peine y un cepillo, champú en seco, y toallas.

2. Usa el champú para enjabonarle el cabello hasta que desaparezca la espuma.

3. Sécale el cabello con una toalla y péinaselo suavemente.

## El lavado con champú y agua en la cama

1. Vas a necesitar: guantes de hule, un peine y un cepillo, champú y acondicionador, varias jarras con agua tibia, un retazo de plástico, una vasija grande, un trapo para baño, toallas y un secador para el pelo.

2. Si la cama es automática, álzala.

**¡MIRA!** Puedes conseguir champú en seco en una farmacia o en una compañía de artículos médicos.

3. Ayuda a la persona a recostarse.

4. Ponle el retazo de plástico debajo de la cabeza y los hombros para proteger las sábanas.

5. Enrolla los bordes del plástico hacia dentro para que el agua corra hacia una vasija sobre una silla al lado de la cabecera de la cama.

6. Cúbrele los hombros con una toalla grande.

7. Protégele los oídos con algodones.

8. Pídele que se cubra los ojos con un trapo.

9. Mójale el cabello con un trapo de baño mojado.

10. Enjabónale el cabello con un poco de champú disuelto.

11. Enjuágale el cabello con un trapo mojado hasta que el agua salga limpia cuando exprimas el trapo.

12. Si quieres, usa un acondicionador que no necesite enjuague.

13. Sécale el cabello con una toalla.

14. Sácale los algodones de las orejas.

15. Péinale el cabello suavemente.

16. Usa un secador de pelo en la temperatura más baja para no quemarle el cuero cabelludo.

*¡Buena idea!* **PARA LAVAR EL CABELLO MÁS FÁCILMENTE**
Una bolsa para lavativas colgada de un poste para suero intravenoso te puede servir de manguera para lavar el cabello.

### El afeitado

La persona se puede afeitar sola o tú puedes afeitarla con un rastrillo de seguridad o con una máquina eléctrica de afeitar. Si usa dentadura postiza, dile que se la ponga.

1. Vas a necesitar: guantes de hule, un rastrillo de seguridad, crema de afeitar, un trapo de baño, una toalla y loción para la piel.

2. Lávate las manos.

3. Asegúrate que haya suficiente luz para poder verle bien la cara pero que no le deslumbre los ojos.

4. Ponle una toalla bajo la barbilla.

5. Suavízale la barba, remojándosela con un trapo empapado en agua tibia.

6. Úntale crema de afeitar en la cara pero evita los ojos.

7. Con una mano estírale la piel y aféitale con la otra, con movimientos cortos y firmes, en la dirección que crece el pelo.

8. Ten más cuidado con las partes más sensibles.

9. Enjuágale la piel con un trapo mojado.

10. Sécale la cara con una toalla.

11. Si tiene la piel reseca, ponle un poco de loción.

> **¡MIRA!** Nunca uses una máquina eléctrica de afeitar si la persona recibe oxígeno de un tanque.

### El cuidado bucal

El cuidado bucal incluye la limpieza de la boca, las encías y los dientes o la dentadura. La limpieza bucal diaria es muy importante, pero puede causarles ansiedad a algunos ancianos. Ante todo, conserva la paciencia y explícale lo que vas a hacer (Si la persona se niega a cepillarse los dientes puede usar un enjuague bucal con fluoruro).

1. Vas a necesitar: guantes de hule, un cepillo de dientes blando, una pasta de dientes, bicarbonato de soda, un vaso con agua tibia, hilo dental y un recipiente.

2. Haz que se levante.

3. Si puede, deja que se cepille sus propios dientes. Debe hacerse dos veces al día y después de comer.

4. Asegúrate que la persona puede escupir el agua antes de que la tome en la boca. Usa un vaso de agua para enjuagarle la boca.

5. Si no puede lavarse los dientes, pídele que abra la boca y cepíllale suavemente los dientes de adelante y de atrás de arriba abajo y de abajo arriba.

6. Para enjuagarse la boca, que llene la boca de agua y la escupa en un recipiente.

## El cuidado bucal para un enfermo en etapa terminal

Si el médico o la enfermera lo permite, usa mezcla agua oxigenada con enjuague bucal o una solución de agua y glicerina para enjuagarle la boca. Lo mejor es pura agua para las personas más sensibles. El farmaceuta puede recomendarte un enjuague bucal suave.

1. Vas a necesitar: guantes de hule, cotonetes para la boca (de espuma), pasta de dientes, un vaso con agua tibia y un recipiente.

2. Límpiale la boca (el paladar, la lengua, los labios y el interior de las mejillas) con un cepillo de dientes desechable.

3. Límpiale la boca con un cotonete para la boca mojado hasta que no haya más espuma.

4. Ponle un poco de vaselina en los labios si están resecos.

## La limpieza de la dentadura

1. Sácale la dentadura de la boca.

2. Enjuágala con el chorro del agua y remójala en limpiador para

dentaduras en el recipiente apropiado.

3. Enjuágale la boca con agua o enjuague bucal.

4. Estimúlale las encías con un cepillo de dientes blando.

5. Regrésale la dentadura a la boca.

> **¡MIRA!** Las personas que usan dentaduras deben ver al dentista regularmente para que les revise los tejidos suaves de la boca.

### El cuidado de los pies

Por la comodidad y buena salud de la persona a quien cuides:

• Ponle calzado de la medida correcta con tacones bajos, cierres de *Velcro*® o de elástico, y suelas contra deslizes. Evita el calzado con suelas gruesas o tenis para correr con hule sobre las puntas de los pies, o con relleno grueso, porque pueden causarles caídas a los ancianos.

• Ponle calcetas de algodón en vez de acrílico o de nailon.

• Córtale las uñas de los pies después de un baño cuando están blandas.

• Usa un cepillo desechable especial (con esponja en la punta) para limpiar o secar entre los dedos de los pies.

• Revísale los pies diariamente para ver si hay hinchazones, cortadas o manchas rojas.

• Llama al médico o a la enfermera si encuentras alguna llaga en los pies.  Los diabéticos necesitan cuidado aun más especial para los pies para prevenir infecciones, porque pueden causar que sea necesario amputar el pie.

> **¡MIRA!** Cuando le duelen los pies, uno se apoya más en los talones y esto puede provocar caídas, por lo tanto mantén las uñas de los pies cortas y los pies en buena condición.

## Problemas comunes con las piernas y los pies y sus soluciones

| Problema | Solución |
|---|---|
| Pie forzado | Consulta a un médico (especialista de los pies). |
| Callos | Úntale un poco de lanolina o loción en la zona afectada; no cortes la piel dura. |
| Calambres | Alívialos con movimiento y masajes. |
| Juanetes | Ponle una almohadilla o un algodoncito entre el dedo gordo y dedo siguiente para enderezarlos. Haz agujeros en el zapato para evitar que roce. |
| Ulceras o llagas en la pierna | Sigue las instrucciones del médico. Que haga ejercicios para retener movilidad en el pie y el tobillo. |
| Piernas hinchadas | Sigue las instrucciones del médico para curar el origen del problema. |
| Várices | Elévale las piernas por treinta minutos, dos veces al día. Antes de bajarlas, ponle una venda elástica o medias largas. |

# Para vestirse
*Dressing*

Es más fácil vestir a una persona deshabilitada después de establecer una rutina. Antes de comenzar, acomoda la ropa en el orden en que vas a ponérsela.

- Vístela mientras esté sentada.

- Usa un gancho para botones o un calzador si es necesario ( 📖 *véase* El equipo y los materiales, *página 52*).

- Evita la ropa con estampado demasiado tupido porque es más difícil encontrar los botones y los cierres.

- Usa ropa suelta, fácil de poner, con cintura elástica y cierres de *Velcro®* y que se abra por delante.

- Usa sostenes que se abrochen por delante.

- Usa calcetas.

- Primero viste el lado más débil.

- Para vestir a una persona que no puede levantarse de la cama, usa una bata que se cierre por detrás (será más fácil abrirla para usar el orinal).

| ¡MIRA! | Cuando vistas a una persona que no se puede levantar de la cama, alisa bien la ropa para sacar las arrugas y evitar las llagas causadas por estar en la cama por largo tiempo. |

### Para vestir a una persona con la enfermedad de Alzheimer

- Si le gusta la misma ropa, compra varias piezas iguales.

- Guarda el mismo tipo de ropa en el mismo lugar.

- Simplifica el guardarropa de la persona.

- Acomoda la ropa en el orden en que vas a ponérsela.

- En su ropa favorita, cambia los botones por cierres de *Velcro*®.

- Usa calcetas en vez de pantimedias.

- Usa camisones que cierren un lado sobre el otro por la espalda.

- Evita la ropa que se tiene que poner por encima de la cabeza.

## Para tender la cama
*Bed Making*

Puedes tender la cama con alguien todavía en ella siguiendo estos pasos:

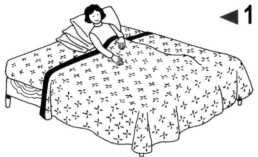

◀ **1** • Imagínate que la cama está dividida en dos partes: la parte donde está acostada la persona y la parte que vas a tender.

• Si es cama de hospital, álzala.

• Baja la cabecera y el pie de la cama de manera que quede plana.

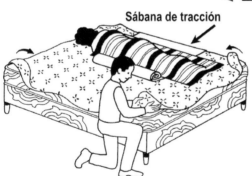

**Sábana de tracción**

◀ **2** • Saca los bordes de las sábanas de debajo del colchón.

• Quita las cobijas y almohadas y deja solamente la sábana que va sobre el colchón y la que cubre a la persona.

• Cubre la persona con una cobija absorbente (o una sábana de franela o una toalla grande). El propósito es mantenerla cubierta (tanto por modestia como para evitar un resfrío).

• Saca la sábana de arriba y deja a la persona cubierta con la cobija.

• Levanta el barandal del otro lado de la cama para evitar que se tire la persona. Si no es una cama de hospital, arrima la cama contra una pared.

• Haz que la persona ruede al otro lado de la cama.

**3** • Enrolla la sábana de abajo sucia en la dirección de la persona.

**4** • Dobla la sábana limpia y el resto de las cubiertas para el colchón a lo largo.

• Ponla con el doblez de en medio a lo largo del centro del colchón al lado de la persona acostada.

Sábana limpia

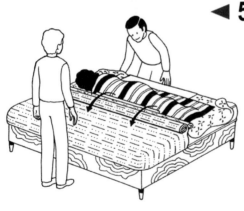

**5** • Desdobla la sábana limpia hacia ti hasta cubrir la mitad de la cama.

• Levanta el colchón suavemente para meter los bordes de la sábana.

• Mete el borde de la sábana de tracción debajo del colchón en tu lado de la cama.

• Pídele que ruede sobre la ropa de cama que está en medio hacia la parte limpia.

O también puedes,

• Agáchate lo más cerca posible de la persona, y poner tu mano y brazo bajo los hombros de la persona, y moverla envuelta en la cobija al otro lado de la ropa de cama que está en medio.

• Si es cama de hospital, levanta el barandal de tu lado y trábalo.

• Ve al otro lado de la cama y quita las sábanas sucias. Mete los bordes de la sábana y la cobija debajo del colchón y estira bien las sábanas para sacar todas las arrugas (porque pueden rozar e irritar la piel).

- Cambia la funda de las almohadas.

- Cubre la persona envuelta en la cobija con la sábana de arriba.

- Pídele que sostenga la sábana mientras sacas la cobija.

- Mete los bordes de la sábana debajo del colchón al pie de la cama.

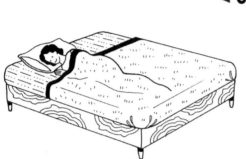

◀ **6** • Cúbrela con una cobija limpia. (La cobija debe alcanzar a cubrirle los hombros.)

- Dobla la sábana sobre la cobija.

- Arregla la posición de la persona para que se sienta cómoda en la cama.

## Para usar el baño
*Toileting*

Siempre usa guantes de hule cuando le ayudes a alguien a usar el baño para evitar el contagio de enfermedades. Lávate las manos antes y después de esta tarea.

### Para usar el baño en la cama

Si la persona puede moverse, recomiéndale no usar el baño en la cama.

## Para ayudarle a una mujer a usar el baño o para defecar

**1** • Calienta la bacinica con agua tibia y vacíala en el excusado.

• Pon talco al borde de la bacinica para evitar que se le pegue a la piel.

• Pon papel o agua en la bacinica para poder limpiarla más fácilmente o puedes rociar la bacinica con un poco de aceite vegetal; esto ayudará a vaciarla completa y fácilmente.

• Levántale la bata.

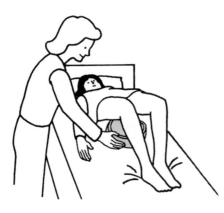

◀ **2** • Pídele que levante las caderas.

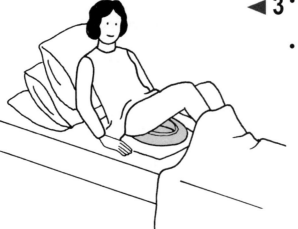

◀ **3** • Ponle la bacinica debajo de las nalgas.

• Si la persona no puede levantar sus caderas, ponla primero de costado y luego acuéstala para que sus caderas queden sobre la bacinica.

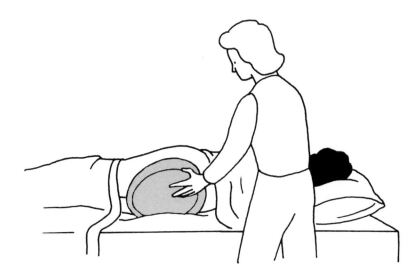

▲ **4** • Si la persona no se puede limpiar sola, límpiale el ano primero con papel del baño y luego con un papel húmedo para mantener el área limpia.

• Cuando una mujer termine de orinar, échale una taza de agua sobre los genitales y sécale el área a palmaditas con una toalla.

• Lávale las manos.

• Saca la bacinica y vacíala.

• No olvides lavarte las manos.

### Para usar un orinal

1. Si la persona no puede hacerlo sola, pon el pene dentro del orinal hasta donde entre y mantenlo ahí.

2. Cuando la persona te avise que terminó, quita el orinal y vacíalo.

3. Lávale las manos.

4. Lávate las manos.

### Para usar un cómodo

Un cómodo te puede servir si la persona se puede mover solamente un poco. El cómodo (sin la cubeta) puede usarse sobre el excusado o en la regadera como banca.

### Para usar el cómodo

1. Vas a necesitar: el cómodo, papel del baño, una vasija, una taza con agua, un trapo de baño o papel absorbente, jabón y una toalla.

2. Lávate las manos.

3. Ayuda a la persona a sentarse en el cómodo.

4. Ofrécele papel de baño.

5. Échale una taza de agua sobre los genitales femeninos.

6. Sécale el área a palmaditas con papel absorbente.

7. Ofrécele un trapo de baño para lavarse las manos.

8. Saca la cubeta de debajo del asiento, vacíala, enjuágala con agua limpia y vacíala en el excusado.

9. Lávate las manos.

---

*¡Buena idea!*

**¡CUIDADO CON LAS TAPAS!**

Pega un pedazo de Velcro® detrás de la tapa del excusado para que no se caiga.

---

### El uso del excusado del baño

Si la persona orina fuera del excusado, cambia la tapa del excusado por una de color distinto al color del piso. Si no se limpia bien el ano o no se lava las manos, trata de enseñarle y recordarle, de la manera más gentil posible, para prevenir el contagio de enfermedades.

### Los catéteres

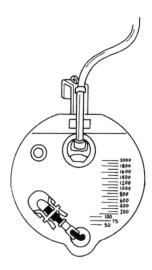

El catéter urinario lo inserta una enfermera en la vejiga por la uretra. Es de plástico o hule y sirve para sacar la orina del cuerpo.

El catéter tipo *Foley* es permanente y se queda en la vejiga para sacar la orina a una bolsa pegada a la pierna de la persona, a su cama o a una silla. Haz lo siguiente cuando atiendas a alguien con un catéter:

1. Asegúrate que la manguera el tubo esté recta, sin dobleces, para que la orina corra libremente.

2. Fíjate que la bolsa se vaya llenando de orina.

3. Siempre pon la bolsa a un nivel más bajo que la vejiga.

4. Usa cinta adhesiva o bandas elásticas para sujetar el catéter al muslo de la persona.

5. Recuerda que las erecciones del pene son una reacción común al catéter en los hombres.

6. Avísale al médico si ves sangre o sedimento de algún tipo en la bolsa o en la manguera.

> **¡MIRA!** El catéter tipo *Foley* aumenta el riesgo de infección. Sólo debe usarse como último recurso para el problema de incontinencia.

### El cuidado de una persona con un catéter

1. Lávate las manos.

2. Ponte guantes.

3. Pon a la persona boca arriba.

4. Ten cuidado de no jalar el catéter.

5. Sostén el catéter mientras lavas el área alrededor del catéter con un trapo.

6. Para evitar infecciones, limpia siempre hacia el ano y no de un lado para el otro.

**¡MIRA!** Para evitar olores desagradables causados por las bacterias en la bolsa de orina, échale unas gotas de agua oxigenada después de vaciarla.

### Para cambiar un catéter de drenaje directo a uno con bolsa en la pierna

1. Vas a necesitar: guantes de hule, un protector para la cama, toallitas con alcohol y una bolsa con correas para la pierna.

2. Destapa la punta del catéter y la manguera de drenaje. Pon una toalla u otra cosa debajo para proteger la cama.

3. Desconecta la manguera del catéter.

4. Limpia la boca del tubo de la bolsa para la pierna con una toallita y alcohol, e insértala en el catéter.

5. Pon el taponcito de la bolsa de drenaje en la punta del tubo para mantenerlo limpio y evitar que la bolsa gotee.

6. Sujeta la manguera a la pierna de la persona.

### El catéter de condón

El médico puede prescribir este tipo de catéter para un hombre si los catéteres internos le causan infecciones. El catéter de condón se pone sobre el pene como si fuera un condón. Desgraciadamente, este tipo de catéter gotea frecuentemente.

### *La incontinencia*

Le llamamos "incontinencia" cuando se escapa la orina o el excremento involuntariamente, y es un síntoma, no una enfermedad. La incontinencia no debe tratarse como un resultado normal de la vejez. Puede resultar de un infarto, múltiple esclerosis, una infección, vaginitis, por una lesión en la pelvis o una enfermedad de las células del cerebro o de los nervios que van a la vejiga, o puede ser voluntaria a causa de confusión o flojera. Los tratamientos incluyen el entrenamiento de la vejiga, los ejercicios de Kegel para fortalecer la pelvis, la cirugía, el acondicionamiento eléctrico para los músculos, el catéter urinario, la prótesis o los colectores externos. Consulta al médico acerca de cual sería el mejor tratamiento para la persona a quien cuides.

## Para controlar la Incontinencia:

- Evita el alcohol, café, las comidas picantes y ácidas que puedan irritar la vejiga y provocar ganas de orinar.

- Dale líquidos para diluir la orina. Esto también reduce la irritación de la vejiga.

- Asegúrate que la persona vaya al baño frecuentemente (lo ideal es cada dos horas). Usa un reloj con alarma para llevar el tiempo.

- Usa ropa que sea fácil de quitar.

- Deja una bacinica (u orinal) o un excusado portátil a la mano o cerca de la cama.

- Ponle productos absorbentes (como pañales para adultos) bajo la ropa.

- Sóbale o dale palmaditas en el vientre para provocar ganas de usar el baño.

- Mantén su piel seca y limpia porque la orina sobre la piel puede causar infecciones y llagas.

- Tu paciencia y compresión brindará a la persona confianza y respeto por sí misma.

**¡MIRA!** Es necesario un diagnóstico preciso para hacer un plan de tratamiento efectivo para la incontinencia. Si el médico de cabecera no le da suficiente importancia al problema, consulta a un urólogo.

## La Infección de la vía urinaria

Puede existir una infección de la vía urinaria si:

• hay sangre en la orina,

• siente dolor al orinar,

• la orina está turbia o tiene sedimentos,

• tiene retorcijones en el vientre o en los costados,

• tiene fiebre y escalofríos,

• la orina tiene un olor más desagradable de lo normal,

• le dan ganas de orinar o lo hace frecuentemente,

• le duele la parte baja de la espalda,

CONSULTA AL MÉDICO SI ESTOS SÍNTOMAS PERSISTEN.

## El mejor mantenimiento para la evacuación del cuerpo

Puede ser difícil mantener un buen sistema de evacuación del cuerpo, especialmente para los ancianos o los que no pueden levantarse de la cama y por lo tanto no hacen ejercicio. Para mantener las funciones de evacuación en buena condición:

• Escoge una hora fija para que la persona vaya al baño diariamente o cada dos días.

• Evita las comidas demasiado grasosas o dulces.

• Sírvele frutas, legumbres y salvado.

• Asegúrate que la persona tome dos litros (ocho vasos) de agua al día (o la cantidad que el médico diga).

• Crea oportunidades para hacer un poco de ejercicio.

• Usa alguna sustancia para suavizar o abultar el excremento si es demasiado duro. Si usas algo para abultarlo, asegúrate que tome de seis a ocho vasos de agua al día, de lo contrario la persona puede constiparse.

• Usa supositorios de glicerina si es necesario lubricar el excremento y facilitar la evacuación.

- Puedes limpiarle el interior del vientre con una lavativa de seis onzas de agua tibia o puedes comprar una (consulta al farmaceuta).

- Sóbale el vientre con un movimiento circular de izquierda a derecha. Esto puede causar ganas de usar el baño.

## La diarrea

La diarrea (el excremento suave y aguado) es lo que sucede cuando los intestinos sacan el excremento antes de que el cuerpo absorba el agua. Puede resultar de un virus en el estómago, los antibióticos, o demasiada tensión.

Para curar la diarrea hay dos tipos de remedio:

- los que endurecen el excremento,

- los que reducen las contracciones intestinales.

Pide el consejo del farmaceuta.

**Precauciones:**

- No uses los remedios durante las primeras seis horas de que empezó la diarrea.

- No los uses si la persona tiene fiebre.

- Deja de dárselos en cuanto salga el excremento sólido.

- Dale líquidos para prevenir la deshidratación.

## *Las hemorroides*

Las hemorroides son hinchazones o inflamaciones de las venas alrededor del ano. Causan blandura, dolor, y sangran. Para curarlas debes:

- Mantener el área del ano limpia con toallitas húmedas.

- Untar un poco de óxido de zinc o de vaselina en el área.

- Aliviar la comezón con compresas frías por diez minutos sobre el ano varias veces al día.

- Preguntarle al médico si los supositorios son necesarios.

**Llama al médico si hay uno de estos síntomas en el ano o el recto:**

- La sangre de las hemorroides es roja oscura o color café, y es demasiada.

- Las hemorroides sangran por más de una semana.

- Las hemorroides sangran sin razón alguna.

## Para controlar la infeccion en el hogar
*Control of Infection in the Home*

Las bacterias, los virus y los hongos son microorganismos que destruyen el tejido humano, comiéndoselo y produciendo desperdicio o toxinas. El aumento de enfermedades contagiosas y la resistencia a los antibióticos requieren volver a usar los hábitos de sanidad simples y conocidos, como el lavado frecuente de las manos.

**¡MIRA!**

Para reducir la posibilidad de infección:
- Siempre empieza las tareas de la parte más limpia a la parte más sucia.
- Siempre lávate las manos antes y después de tocar a la persona a quien cuides o a otras personas.
- Siempre usa los guantes de hule cuando ayudes con el aseo personal.
- Siempre lávate las manos al regresar de fuera de la casa.
- Siempre lávate las manos después de usar el baño.

## *Técnicas de limpieza*

Las siguientes técnicas reducen la posibilidad de infección en el hogar:

## El Lavado de las manos para el asistente personal

- El lavado de las manos es la manera más efectiva de evitar el contagio de infecciones o gérmenes.

- Usa jabón líquido contra bacterias embotellado en fábrica.

- Usa jabón contra microbios si la persona a quien cuides tiene una infección.

- Frota bien las manos por lo menos treinta segundos para crear mucha espuma.

- Usa un cepillo para uñas para limpiarlas.

- Lávate hasta dos pulgadas más arriba de las muñecas.

- Repite los pasos.

- Sécate las manos con una toalla limpia o con papel absorbente.

## Precauciones para la persona que se mueve sola en su silla de ruedas

- Usa guantes de cuero.

- Lávate las manos frecuentemente.

- Para limpiarlas frecuentemente entre lavados, usa toallitas limpiadoras empaquetadas.

## Para encargarte de la ropa sucia

- Nunca pongas la ropa de cama sucia en el piso porque puede contaminarlo y desparramar gérmenes por toda la casa en las suelas de los zapatos.

- Guarda la ropa de cama sucia en una bolsa de plástico sin agujeros y amárrala.

- Embolsa la ropa sucia en el lugar donde se usó.

- Lava la ropa de cama sucia por separado del resto de la ropa.

- Llena la lavadora con agua caliente, agrega cloro o blanqueador (máximo un cuarto de taza) y detergente, enjuágala dos veces y pon la ropa a secar.

- Para limpiar la lavadora, pásala por un ciclo de lavado sin ropa con una taza de blanqueador o desinfectante.

- Usa guantes de hule para tocar la ropa sucia.

- Lávate las manos.

**¡MIRA!** Si la orina está muy fuerte a causa de una infección de la vejiga o deshidratación, no uses blanqueador. La mezcla de amoníaco en la orina y el blanqueador puede provocar vapores venenosos.

## La esterilización

Si varias personas en la casa usan las mismas cosas, puedes esterizarlas para prevenir el contagio de enfermedades y para reducir las infecciones. Si es sólo una persona quien usa el equipo, es suficiente limpiarlos con un algodón mojado en alcohol.

### La esterilización al vapor

1. Llena una olla grande con agua.

2. Para esterilizar cosas de vidrio, pon un trapo en el fondo de la olla.

3. Pon las cosas para esterilizar dentro de la olla. Pueden ser jeringas, cortaúñas, tijeras para las vendas.

4. Tapa la olla y deja hervir el agua.

5. Deja el agua hervir por veinte minutos.

6. Deja las cosas dentro de la olla hasta que las necesites.

**¡MIRA!** Puedes esterilizar la tela pasándole la plancha caliente por encima durante unos segundos. Nunca uses el horno de microondas para desinfectar algo que no sea comestible porque puede incendiarse o explotar.

### Cómo deshacerse de los fluidos del cuerpo

- Usa guantes de hule (recomendados siempre que se trata de fluidos del cuerpo).

- Echa la orina y el excremento en el excusado.

- Mete las vendas, gasas y las toallas desechables en una bolsa de plástico, amárrala bien y métela a un recipiente cerrado para que la recoja el servicio de la basura.

### *Para prevenir el mal olor causado por bacterias*

Las bacterias necesitan humedad, temperatura tibia del cuerpo, oxígeno, oscuridad y nutrición para crecer. Puedes evitar algunos olores fuertes que ellas pueden causar si:

- Rocías bicarbonato de soda sobre los vendajes de las heridas.

- Pones un envase abierto con café molido debajo de la cama.

- Pones unas gotas de enjuague bucal en las bacinicas y excusados portátiles.

- Dejas bolitas de algodón empapadas en enjuague bucal en la habitación.

- Rocías una mezcla de vinagre destilado y unas gotas de aceite de eucalipto o de menta.

- Dejas bolitas de algodón remojadas en extracto de vainilla en los recipientes que guardan olores fuertes.

- Usas aparatos eléctricos o mecánicos para sacar los malos olores.

- Compras atomizadores para el ambiente: naturales, orgánicos o comerciales.

# El cuidado de la piel y la prevención de llagas por presión
*Skin Care and Prevention of Pressure Sores*

Las llagas por presión (también llamadas de decúbito) son ampollas o grietas que aparecen en la piel cuando el peso del cuerpo presiona la sangre fuera de alguna parte del cuerpo. Con más frecuencia se desarrollan en personas de bajo o alto peso, desnutridas, diabéticas, deshidratadas o cuyos cuerpos retienen líquidos. El mejor tratamiento es la prevención. El tiempo que tardan en curarse depende de la gravedad de las llagas.

## Unas verdades sobre las llagas

- Las llagas son comunes donde hay huesos cerca de la piel, como la rabadilla (el cóccix), las caderas, los talones y los codos.

- Pueden aparecer si la piel se roza frecuentemente en la sábana.

- El deterioro de la piel comienza por dentro y continúa hacia la superficie y puede ocurrir en sólo quince minutos.

- Las llagas pueden ser sólo un cambio de color sin romper la piel o pueden convertirse en heridas profundas que llegan hasta el músculo o al hueso.

- En las personas de piel clara al principio pueden cambiar el color de la piel a morado o rojo oscuro. Cuando uno presiona con el dedo la llaga, la piel no se vuelve pálida. En las personas de piel oscura, se puede oscurecer la piel aún más.

- El área afectada está más tibia que la piel alrededor.

- Si no se curan las llagas a veces pueden causar que se tenga que internar a la persona en un hospital, y hasta pueden requerir injertos de piel.

## Para prevenir las llagas

- Revísale la piel diariamente (la hora del baño es el momento ideal para no molestar a la persona en otro rato).

- Prepara una dieta balanceada con vitamina C, zinc y proteínas.

- Mantén su piel seca y limpia (la orina sobre la piel puede causar llagas e infecciones).

- Ponle ropa holgada o suelta.

- Si la persona tiene un entablillado o yeso, asegúrate que esté colocado correctamente.

- Dale masaje por el cuerpo con presión ligera usando una mezcla de partes iguales de extracto quirúrgico y glicerina (pide el consejo de la enfermera o el farmaceuta).

- Si la persona no se puede levantar de la cama, cámbiala de posición cada dos horas, alternando posiciones. Alisa las sábanas.

- Con cinta adhesiva de papel (que no lastima al desprender) pégale espuma a las partes huesudas del cuerpo.

- Usa sábanas de puro algodón o de franela para absorber la humedad.

- Para mayor comodidad, pon un colchón de hule espuma o una piel de oveja sobre el colchón.

- Alquila una cama eléctrica con secciones de inflación.

- No uses sábanas de plástico o un *Chux*® (protector impermeable) si provocan sudor.

- Cuando la persona esté sentada, cámbiala de posición cada quince minutos.

- Cubre los asientos de las sillas con hule espuma para proporcionar más cojín para las nalgas.

- Cambia el tipo de silla de la persona; de vez en cuando, siéntala en una silla para el jardín con el respaldo abierto.

- Ayúdale a hacer ejercicio.

## Cómo voltear a una persona en la cama para evitar las llagas

1. Explícale a la persona lo que estás haciendo.

2. Si es posible, alza la cama a la posición más alta.

3. Baja la cabecera de la cama de manera que quede plana.

4. Afloja la sábana de tracción del lado opuesto.

5. Mantén buena postura y acércate cuanto puedas a la persona.

6. Enrolla la sábana de tracción hacia ti por encima del costado de la persona.

7. Recárgale la espalda contra una almohada.

8. Dóblale un poco las rodillas.

9. Ponle una almohada entre las rodillas y otra entre los pies.

10. Revisa la manguera del catéter.

> *¡Buena idea!*
>
> **PARA EVITAR HERIDAS**
>
> Si la persona se rasca alguna parte del cuerpo frecuentemente, pídele que se ponga guantes de algodón. (Asegúrate que sus manos estén limpias y secas antes de ponerle los guantes.)

## El tratamiento de las llagas

Si encuentras llagas de presión al revisar la piel de la persona, avísale a la enfermera o al médico. Esto es lo que tú puedes hacer:

• Para evitar infecciones, usa guantes cuando la atiendas.

• Usa almohadas o un colchón de hule espuma de por lo menos una pulgada de grosor y cambia a la persona de posición frecuentemente para reducir la presión en las llagas.

• No la apoyes sobre las partes donde hay huesos cerca de la piel.

• No permitas que se acueste sobre las llagas.

• Cámbiala de posición en la cama al menos cada dos horas.

• Sigue las instrucciones del médico o de la enfermera para ponerle medicina en las llagas y para vendarlas.

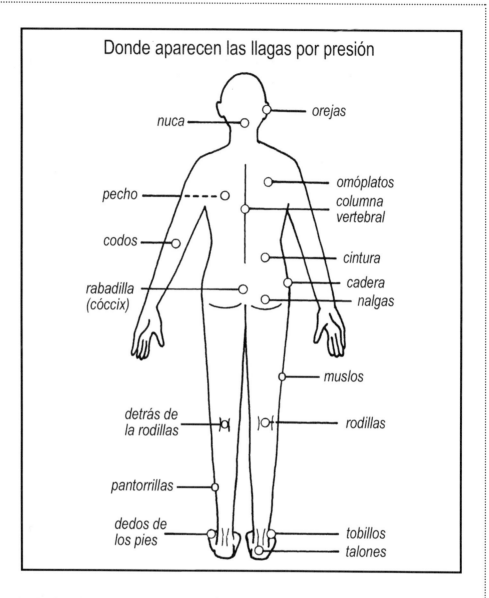

**Donde aparecen las llagas por presión**

- nuca
- orejas
- pecho
- omóplatos
- columna vertebral
- codos
- cintura
- rabadilla (cóccix)
- cadera
- nalgas
- muslos
- detrás de la rodillas
- rodillas
- pantorrillas
- dedos de los pies
- tobillos
- talones

## La alimentación
*Eating*

La hora de la comida es importante para los ancianos y para los enfermos porque sirve de distracción en su día. Si no le molesta demasiado a la persona a quien cuides, deja que coma con su familia. No te dejes sorprender por sus malos modales de mesa o si derrama la comida. Lo más importante es que disfrute la hora de la comida para que le dé gusto alimentarse.

Si la persona come sola o está deshabilitada, es común que esté desnutrida. Usa estas soluciones gratuitas o de bajo costo:

**Comidas para la comunidad:** programas locales de alimentación patrocinados por el gobierno federal, disponibles para los mayores de 59 años y sus esposos (llama al departamento de bienestar y recursos humanos, o a la agencia de servicios para ancianos de tu localidad).

**Comidas sobre ruedas (*Meals-on-Wheels*):** entregan comida caliente a domicilio (para información llama a la asociación de enfermeras a domicilio).

**Estampillas para alimentos:** asistencia basada en el ingreso de la persona para aumentar los fondos para la comida (llama al departamento del bienestar y recursos humanos, o a la agencia de servicios para ancianos de tu localidad).

Para mejorar los resultados de las comidas:

• Dale de treinta a cuarenta y cinco minutos para comer.

• Presenta la comida en una forma simple.

• Asegúrate que la comida esté lista y al alcance.

• Prepara la misma silla, mesa o charola y asegúrate que la persona esté cómoda.

• Consigue utensilios fáciles de agarrar. Para evitar cortadas, deshazte de platos y vasos rajados, quebrados o astillados.

• Reduce el ruido, como el de la televisión y la radio.

• Si la persona no ve bien, siempre pon la comida en el mismo lugar del plato.

## Para alimentar a una persona en la cama

1. Ponle almohadas detrás de la cabeza.

2. Usa una mesita o charola de cama.

3. No le des de comer con prisa, pero mantén un buen ritmo.

4. Corta su comida en pedazos fáciles de masticar.

5. Explícale lo que va a comer.

6. Llena los vasos sólo hasta la mitad.

7. Permite que la persona sostenga su propio vaso si así lo quiere (una banda para el sudor alrededor del vaso puede ayudarle a sostenerlo mejor).

8. Utiliza los utensilios especiales disponibles. ( 📖 *véase* El equipo y los materiales, *página 51*).

9. Deja una toalla húmeda a la mano para limpiarle las manos y la boca. Puedes usar una cadena para anteojos para mantener la servilleta a la mano.

---

**¡Buena idea!**

**PARA ALIMENTAR A UNA PERSONA EN LA CAMA**

Puedes usar una mesa de planchar de altura variable como mesita de cama para comer o para otras actividades.

---

### Para alimentar en la cama a una persona desvalida o que tiene la enfermedad de Alzheimer

1. Dile qué alimento le estás ofreciendo.

2. Si la persona juega con la comida, reduce la variedad de alimentos (la gente juega con la comida porque se confunden y no pueden decidir que comer).

3. Asegúrate frecuentemente que la comida no esté ni muy caliente ni muy fría.

4. Ten cuidado al darle de comer con el tenedor y la cuchara (una cuchara para bebé cubierta en hule te puede ser útil).

5. Dale de comer a un buen ritmo, alternando comida y bebida.

6. Sácale la cuchara lentamente de la boca. Si la persona muerde

la cuchara y no la suelta, espera a que relaje la mandíbula para sacársela.

7. Dale instrucciones simples como "abre la boca", "mueve la lengua", etcétera.

8. Si la persona escupe la comida, trata de darle de comer más tarde.

9. Si la persona no quiere comer, dale algo de beber y regresa en diez minutos con la comida.

10. Entre comidas, dale algunos bocadillos nutritivos como frutas en almíbar, tapioca o canapés.

### Para que coma más aún con poco apetito

- Ofrécele más comida a la hora del día que le dé más hambre.

- Si le fallan los sentidos del olfato y el gusto, ofrécele comidas con sabores más fuertes.

- Usa leche o crema en vez agua para cocinar sopas o cereal.

- Aumenta la grasa en la comida añadiendo mantequilla o margarina.

- Añade leche en polvo libre de grasa al yogurt, al puré de papas, y a las salsas o los aderezos.

- Deja que la persona coma con las manos si es la única manera de hacerla comer.

- Ofrécele leche o licuados de frutas para complementar la nutrición.

- Ofrécele comida preparada para bebé de un solo tipo (evita las cenas de combinación y los pudines).

**¡MIRA!** Si la persona tiene que tragar tres o cuatro veces por cada bocado; si tose antes o después de tragar, o mientras traga; si guarda comida en las mejillas y en las encías; o si siente que tiene algo atorado en la garganta, puede tener lo que se llama disfagia. Un médico debe evaluar la dificultad para tragar para ver si es un síntoma de una enfermedad curable y para que aprendas a alimentarla correctamente.

## Los problemas con la comida y sus soluciones

**Si babea:** que use un popote si puede. Ayúdale a cerrar la boca con tu mano (a veces los popotes pueden causar que se atragante si el líquido llega muy rápido a la parte de atrás de la garganta).

**Si escupe la comida:** pregúntale al médico si es por capricho o si lo causa la enfermedad que tiene.

**Si tiene que tragar o masticar demasiadas veces:** dile que alterne entre bocados calientes y fríos.

**Si le es difícil masticar:** asegúrate que la dentadura esté bien puesta con pegamento y dale alimentos blandos.

**Si le es difícil tragar:** muele la comida en una licuadora; en vez de bebidas demasiado aguadas sírvele bebidas espesas como licuados o malteadas.

**Si come con los dedos:** enséñale a usar los utensilios.

**Si no alcanza a llevar la comida del plato a la boca:** usa platos hondos en vez de platos planos.

**Si le es difícil cortar la comida:** usa un cuchillo rodante, como los que se usan para cortar pizza.

**Si le es difícil mover la comida hacia atrás de la boca:** cambia el espesor de la comida y enséñale a mover la comida al centro de la boca.

**Si tiene la boca demasiado reseca o húmeda:** pregúntale al médico o al farmaceuta si es a causa de algún medicamento.

**Si se distrae fácilmente:** cierra las cortinas y saca de la habitación las cosas que la distraen.

**¡MIRA!** A veces las dificultades para tragar pueden hacer que un trago de comida o bebida entre a los pulmones, y a su vez esto puede causar pulmonía. Puedes prevenir esto, manteniendo a la persona en posición recta y vertical por lo menos treinta minutos después de cada comida.

# A preparar el plan de cuidado

# A preparar el plan de cuidado

*El plan de cuidado es una constancia diaria del cuidado y tratamiento que necesita una persona después de una estancia en el hospital. El plan sirve para ti y para otras personas que te ayuden con las tareas del cuidado del paciente.*

*Al salir del hospital, el encargado de dar de alta le proporciona al paciente una copia de las instrucciones del doctor y otras instrucciones para el cuidado a la persona que va a atender al paciente. El mismo encargado también hace arreglos con alguna agencia de cuidado de la salud en casa para que envíen una enfermera a evaluar las necesidades del paciente de equipo, cuidado personal, ayudar con las inyecciones o las medicinas, etcétera. La enfermera también colabora con el equipo de cuidado de la salud (el cual te incluye como asistente personal, como también a un terapeuta físico, y otros especialistas) para desarrollar el plan de cuidado en todo detalle.*

El plan de cuidado incluye la información siguiente:

- el diagnóstico

- los medicamentos

- los límites de las funciones

- una lista del equipo necesario

- instrucciones para una dieta especial

- instrucciones y comentarios detallados sobre el cuidado

- los servicios que proporciona la agencia del cuidado de salud en casa

La presentación de la información viene en el orden específico para convertir el cuidado en un proceso repetitivo y rutinario. Si se mantiene actualizado el plan, también sirve de constancia clara de los eventos para resolver y prevenir problemas.

El plan también evita contar sólo en tu memoria, y facilita que otra persona pueda encargarse si necesitas un descanso o un reemplazo permanente con la mínima interrupción de cuidado.

Algunas de las cosas que observar y anotar son:

- El color, temperatura, y tono (humedad, firmeza, etc.) de la piel.

- Las áreas de la piel que pueden desarrollar llagas de presión ( *véase* Las actividades de la vida diaria, *página 88*).

- La respiración, temperatura, pulso, y presión sanguínea.

- La circulación (si hay manchas rojas o azules en las piernas o los pies).

- La condición de las uñas de los dedos de manos y pies.

- La movilidad.

- La hinchazón alrededor de los ojos o de las mejillas, las manos o los tobillos.

- El apetito.

- La posición del cuerpo (relajada, torcida, tiesa).

- Las funciones de los intestinos y la vejiga (cambios anormales).

## Para anotar el plan de cuidado
*Recording the Plan of Care*

Para anotar el plan de cuidado, usa un cuaderno o una carpeta. Pon las instrucciones del doctor en la bolsa de la portada (conserva siempre los originales). Incluye también en el cuaderno los tipos de formas que aparecen en las páginas siguientes de este capítulo. Debes hacerles tres perforaciones.

Después de usar el plan de cuidado por una semana, haz los cambios necesarios y continúa haciéndolo mientras cambien las necesidades de la persona. Siempre haz cambios si facilitan las cosas para ti y la persona a quien cuides. Usa notas, dibujos, o lo que necesites para describir tus responsabilidades. Recuerda también usar tinta negra en vez de lápiz para que la anotación sea permanente.

# Registro de actividades diarias

Fecha y día _____

Mañana: _____

_____

Tarde: _____

_____

Siestas: hora _____ Hora _____

Noche: _____

| Actividades | SI | NO | ¿Dónde? / ¿Cómo? / ¿Cuándo? |
|---|---|---|---|
| Caminar | ☐ | ☐ | _____ |
| Ver televisión | ☐ | ☐ | _____ |
| Leer en voz alta | ☐ | ☐ | _____ |
| Recibir visitas | ☐ | ☐ | _____ |
| Llamadas a parientes / amigos | ☐ | ☐ | _____ |

Otra: _____

| Rutina de la hora de dormir: | SI | NO | ¿Dónde? / ¿Cómo? |
|---|---|---|---|
| Calzón / sábana para incontinencia | ☐ | ☐ | _____ |
| Medicamentos | ☐ | ☐ | _____ |
| Cobija / almohada especial | ☐ | ☐ | _____ |
| Música / radio/televisión | ☐ | ☐ | _____ |
| Luz de noche | ☐ | ☐ | _____ |
| Restricciones, técnicas calmantes | ☐ | ☐ | _____ |
| Urinal / bacinica | ☐ | ☐ | _____ |
| Portones en la escaleras / entrada | ☐ | ☐ | _____ |
| Aseo bucal / de la dentadura | ☐ | ☐ | _____ |
| Cuidado de los pies | ☐ | ☐ | _____ |

Soportes ☐ Hongos ☐ Masaje ☐    Uñas enterradas ☐ Cuidado de las uñas ☐

## Las comidas:

Ayuda necesaria para comer _____

Horario de comidas _____

Dieta especial _____

Comidas por evitar _____

Utensilios especiales _____

Bocadillos _____

Comidas favoritas _____

Lugar para comer _____

# Registro de cuidado diario

Fecha y día _____

**Actividades y límites diarios:**

Sale a caminar solo _____ Se levanta solo _____

Posición en la cama _____

Equipo que utiliza:  andadera ☐    bastón ☐    silla de ruedas ☐    soporte ☐

Por cuánto tiempo _____

ROM / ejercicios:    parte superior ☐      parte inferior ☐    sale al exterior ☐

**Las comidas: dieta especial ☐**

Desayuno _____

Almuerzo _____

Cena _____

Bocadillos _____

Líquidos _____

**Tratamiento:**

Catéter _____

Oxígeno _____

Equipo _____

Terapia física _____

Precauciones especiales _____

**Resucitar ☐          No resucitar ☐**

**Cuidado personal:**

Baño:            ☐ en cama            ☐ en silla

Ducha:          ☐ bañera              ☐ banca

Aseo de los genitales: _____

Cuidado de las uñas: ☐ de los pies      ☐ de las manos

Cuidado oral:           ☐ cepillar dientes ☐ hilo dental       ☐ dentaduras

Cuidado del cabello:   ☐ afeitar        ☐ champú en cama     ☐ champú en el baño

Cuidado de la piel: ☐ loción en parte superior ☐ loción en parte inferior ☐ talco

Masaje:            ☐ cabeza y hombros       ☐ piernas y pies           ☐ espalda

Defecación _____ evacuación _____ cantidad _____

Temperatura _____ presión sanguínea _____ respiración _____

**Comentarios/actitudes/condiciones:** _____

_____

_____

**Visitas:** _____

_____

# Programa de actividades para ayudante de reemplazo

| Necesidades personales | Si | No | Dónde encontrarlo |
|---|---|---|---|
| Bastón | ☐ | ☐ | _____ |
| Dentaduras | ☐ | ☐ | _____ |
| Anteojos | ☐ | ☐ | _____ |
| Amplificador para el oído | ☐ | ☐ | _____ |
| Andadera | ☐ | ☐ | _____ |

## Rutina matutina

Desayuno _____ lugar para comer _____

Tipo de asistencia necesaria _____

Utensilios especiales necesarios _____

Medicamentos con la comida ☐ _____ siesta ☐ _____

Bocadillos _____ hora de bocadillos _____

## Rutina vespertina

Cena _____ lugar para comer _____

Bocadillo por la tarde _____

## Rutina de la hora de dormir

Asistencia para desvestirse ☐ _____ ¿necesita bañarse? ☐ _____

La ropa se guarda en _____

Las dentaduras se guardan en _____

Artículos especiales necesarios: _____

Calzón/sábana para incontinencia ☐ __ urinal ☐ _____ restricciones ☐ _____

Almohada especial ☐ _____ música ☐ _____ luz de noche ☐ _____

Técnicas tranquilizantes _____

_____

## Precauciones o equipo especial

Catéter ☐ _____ oxígeno ☐ _____

Precauciones especiales _____

Otras _____

**Resucitar** ☐          **No resucitar** ☐

## Cuidado con:

Deambulación _____

Puertas en las escaleras/seguros en las puertas _____

Alarmas _____

Otras _____

No te sorprenda si _____

# La constancia y administración de los medicamentos
*Recording and Managing Medications*

Las personas con problemas serios de salud frecuentemente toman una gran cantidad de medicamentos a diferentes horas del día. Es esencial tener un sistema para mantenerte al tanto de:

• Cuándo dar los medicamentos

• Cómo dar los medicamentos

• Cuándo le fueron dados en realidad

El ejemplo de un horario semanal de medicamentos es un buen modelo a seguir. Asegúrate de anotar la hora (AM ó PM) en que en realidad se le dió el medicamento, y que la persona quien se la dió escriba sus iniciales.

# Horario semanal de medicamentos
*Weekly Medication Schedule*

| Medicamento | Fecha / hora / iniciales | | | | | | |
|---|---|---|---|---|---|---|---|
| Nombre, dosis, frecuencia, con comida, en ayunas | Sábado | Domingo | Lunes | Martes | Miércoles | Jueves | Viernes |
| **Ejemplo** | | | | | | | |
| 2 mg. coumadin 1x diario por la mañana con comida | 8:30 am | 8:00 am | 9:00 am | 8:45 am | 9:00 am | 8:30 am | 7:45 am |
| 400 mg. ácido folico 1x diario por la mañana | 8:30 am | 8:00 am | 9:00 am | 8:45 am | 9:00 am | 8:30 am | 7:45 am |
| Fruitlax, 1 cucharada por la noche solamente | 6 pm | 6 pm | 6:30 pm | 6:45 pm | 6:15 pm | 6:30 pm | 7:00 pm |
| Visine | 10 am | 10 am | | 4 pm | | | |

Al completar tu propio horario, anota la información de la etiqueta de cada medicamento, incluyendo:

• Los días de la semana en que debe tomar cada medicamento

• El número de veces al día

• La hora del día

• Si debe tomarlo con comida o en ayunas

• Cuanta agua debe tomar con el medicamento

También haz nota para ti mismo de:

• Cualquier precaución (como "no consuma alcohol con este medicamento").

• Reacciones secundarias posibles (mareos, confusión, dolores de cabeza, etc.).

---

**¡MIRA!** Las etiquetas pueden tener las siguientes abreviaturas, así que aprende sus significados:

**HS-** *Hour of Sleep*: La hora de dormir (hora de dar el medicamento)

**BID:** Dale el medicamento dos veces al día (aproximadamente a las ocho de la mañana y ocho de la noche)

**TID:** Dale el medicamento tres veces al día (aproximadamente a las nueve de la mañana, una y seis de la tarde)

**QID:** Dale el medicamento cuatro veces al día (aproximadamente a las nueve de la mañana, una y cinco de la tarde, y nueve de la noche)

---

### Otras precauciones

• Nunca muelas o tritures un medicamento sin consultar al médico o farmaceuta. Si a la persona a quien cuides se le dificulta tragar algún medicamento, pregúntale al médico si hay alguna otra manera de dársela.

• Si la persona a quien cuides va a tomar los medicamentos por sí sola sin tu supervisión, pide al farmaceuta que las empaque por dosis apropiadas o establece un código de colores para los diferentes medicamentos.

- Nunca guardes los medicamentos de uso interno y uso externo en el mismo botiquín.

- Deja una lupa al lado del botiquín.

- Guarda la mayoría de los medicamentos en un lugar fresco y seco: generalmente NO en el baño.

- Saca el algodón de todos los frascos para prevenir que guarden humedad.

- Tira al excusado todo medicamento fuera de uso.

- Pide al farmaceuta recipientes que no sean a prueba de niños si se dificulta abrir los que sí son.

---

**¡Buena idea!**

### PREPÁRATE PARA LAS EMERGENCIAS

Avísale al departamento de bomberos y la compañía de ambulancias que en esa dirección vive una persona deshabilitada. Así tendrán la información a la mano y pueden responder rápidamente.

# Las emergencias

# Las emergencias

*Las situaciones de emergencia son comunes con los ancianos a causa de sus enfermedades crónicas y los problemas que resultan de las caídas. Puedes prevenir muchas lesiones si tomas algunas precauciones ( véase A preparar el hogar, página 17), pero si ocurre una crisis, usa el sentido común, mantén la calma, y recuerda que tú puedes ayudar.*

> **¡MIRA!** Asegúrate que el 911 está anotado cerca del teléfono, o es aún mejor si está pre-programado en algún botón, y ten a la mano instrucciones por escrito de cómo llegar a la dirección de la casa. Si tienes un teléfono con altavoz (*speakerphone*), usa el altavoz para hablar con la operadora, de manera que puedas seguir sus instrucciones al mismo tiempo que las escuchas.

## ¿Cuándo debes pedir una ambulancia?
### *When to Call for an Ambulance*

Pide una ambulancia si la persona:

- cae inconsciente,
- siente dolor o presión en el pecho,
- tiene dificultad para respirar,
- no da signos de circulación o no respira (los signos de circulación incluyen la respiración normal, la tos y el movimiento.),
- está sangrando severamente,
- vomita sangre o sangra por el recto,
- se ha caído y puede tener huesos quebrados,
- tuvo un ataque epiléptico,

- tiene un dolor de cabeza severo y se le traba la lengua al hablar,

- siente presión o un dolor severo que no desaparece en el abdomen,

**O si**

- el mover a la persona puede lastimarla más,

- el tráfico o la distancia causarían un retardo para llegar al hospital que pondría a riesgo la vida de la persona,

- la persona es demasiado pesada para poder levantarla o asistirla tú mismo.

El servicio de ambulancia es caro y puede ser que la poliza de seguro no lo cubra. Utilízalo sólo cuando pienses que existe una emergencia. En caso de emergencia:

**Paso 1**: Llama al 911.

**Paso 2**: Trata de atender al paciente.

**¡MIRA!** Si la persona a quien cuides ha firmado una orden de no resucitar (DNR, *Do Not Resuscitate* en inglés), tenla a la mano para mostrársela a los paramédicos. De lo contrario, deberán comenzar la resucitación. La orden de no resucitar debe permanecer con el paciente en todo momento.

# En la sala de emergencia
*In the Emergency Room*

Asegúrate que entiendes todas las instrucciones de cuidado antes de salir de la sala de emergencia. Llama al doctor de cabecera de la persona en cuanto sea posible para avisarle de la atención recibida en la sala de emergencia.

### Trae contigo a la sala de emergencia:

- los números de las pólizas de seguro,

- una lista de los problemas médicos que padezca la persona,

- una lista de los medicamentos que toma actualmente,

- el nombre y número telefónico del doctor de cabecera,

- el nombre y número telefónico de un amigo o pariente.

---

Las descripciones siguientes de la CPR (siglas en inglés de resucitación cardiopulmonar) y de la maniobra de Heimlich son sólo para darte una idea de cómo ejecutar las técnicas. Te recomendamos tomar un curso de CPR en tu localidad por medio de la Cruz Roja, un hospital o alguna otra agencia.

---

# La resucitación cardiopulmonar (CPR)
*CPR (Cardio-Pulmonary Resuscitation)*

- Usa la CPR cuando la persona no responda, no respire, y no dé signos de circulación.

- No tardes más de diez segundos para detectar los signos de circulación (la respiración normal, la tos, y el movimiento).

- Si el paciente no responde después de darle respiración dos veces, debes comenzar las compresiones del pecho.

- Utiliza la respiración de rescate (descrita abajo) si la persona no respira pero da signos de circulación.

• Usa un protector para la cara (de cualquier tienda de materiales médicos) y guantes.

Si la persona no responde, no respira, pero **da signos de circulación** (la respiración normal, la tos, y el movimiento)**:**

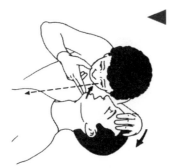

**1** • Llama al 911.

  • Inclínale la cabeza hacia atrás y levántale la barbilla.

  • Observa, escucha, y trata de sentir su respiración.

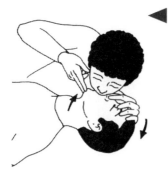

**2** • Apriétale la nariz hasta tapársela completamente, abre tu boca ampliamente y con ella sella herméticamente la de la persona.

  • Dale respiración dos veces, por dos segundos cada vez.

  • Déjala exhalar entre respiros.

  • Dale respiración de rescate (una vez cada cinco o seis segundos).

**3** • Trata de detectar signos de circulación.

  • Si no hay signos de circulación, comienza a dar quince compresiones por minuto al pecho.

Si la persona no responde, no respira, y **no da signos de circulación** (la respiración normal, la tos, y el movimiento):

**1**
- Llama al 911.
- Inclínale la cabeza hacia atrás y levántale la barbilla.
- Observa, escucha, y trata de sentir su respiración.

**2**
- Apriétale la nariz hasta tapársela completamente, abre tu boca ampliamente y con ella sella herméticamente la de la persona.
- Dale respiración dos veces, por dos segundos cada vez.
- Permítele exhalar entre respiros.
- Dale respiración de rescate (una vez cada cinco o seis segundos).

**3**
- Trata de detectar signos de circulación.

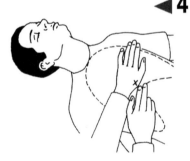

**4**
- Si no hay signos de circulación, comienza las compresiones al pecho (quince compresiones al pecho, seguidas por dos respiros de rescate) con una frecuencia de cien veces por minuto. Coloca la parte carnosa de la palma de una de tus manos (donde termina la muñeca) sobre el tercio más bajo del esternón, y la parte carnosa de la otra mano sobre la mano que cubre el esternón.

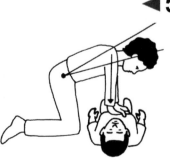

**5**
- Empújale el pecho hacia abajo como de una pulgada y media a dos pulgadas, cien compresiones por minuto, seguidas por dos respiros lentos.
- Después de completar cuatro ciclos de quince compresiones y dos respiros lentos, trata de detectar el retorno de los signos de circulación. Si aún no hay signos de circulación, continúa la CPR.

# La asfixia o el ahogamiento (en los adultos)
*Choking (Adult)*

### Cómo prevenir la asfixia ( 📖 *véase* La alimentación, *página 91*)

- Nunca sirvas demasiado alcohol.

- Asegúrate que la persona a quien cuides tiene el juego de dentaduras apropiadas para masticar bien la comida.

- Corta la comida en pedazos pequeños.

- Para los pacientes de derrame cerebral, usa un polvo para hacer más espesos los líquidos.

- Recuérdale de no hablar mientras come.

- No le hagas reír mientras come.

### Si un adulto se está asfixiando

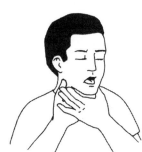

**1** • Pregúntale si puede hablar o toser.

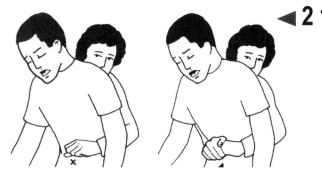

**2** • Si la persona NO PUEDE HABLAR, dale empujones en el abdomen (la maniobra de Heimlich). Colócate detrás de la persona, pon tu puño un poco más arriba de su ombligo y agarra tu puño con la otra mano, y dale empujones rápidos hacia arriba hasta que salga el objeto que tiene atorado o hasta que la persona caiga inconsciente.

**113**

**3** • Si la persona cae inconsciente, bájala al piso, acostándola boca arriba.

**4** • Llama al 911.

**5** • Inclínale la cabeza hacia atrás para abrir el canal de respiración. Despéjale la boca con tus dedos para remover cualquier objeto.

**6** • Coloca tu boca sobre la del paciente y trata de darle respiración dos veces. Si es necesario, cambia de posición la cabeza y trata de darle respiración otras dos veces.

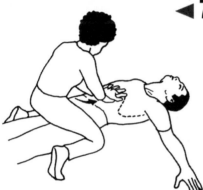

**7** • Si no da signos de circulación (la respiración normal, la tos y el movimiento) comienza la CPR.

**8** • Repite los pasos 5, 6, y 7 hasta que llegue alguien a asistirte.

• O si comienza a respirar, coloca a la persona en su costado, en la posición de recuperación (*véase la ilustración de abajo*).

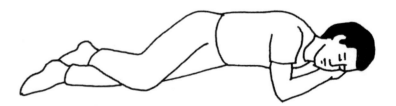

# Desangramiento (hemorragia)
*Bleeding*

Si alguien se está desangrando demasiado, protégete con guantes de hule, envoltura de plástico, o capas de ropa. Luego:

1. Pon presión directa en la herida con tela limpia.

2. Aplica otra capa de tela limpia con presión firme y constante.

3. Si no tiene huesos quebrados, levántale la extremidad lesionada para reducir la circulación de la sangre.

4. Llama al 911 para pedir una ambulancia.

5. Cubre las capas de tela con una venda que quede ajustada.

6. Lávate las manos con agua y jabón en cuanto sea posible.

7. Evita el contacto con las cosas sobre las que haya sangrado.

# El shock o la postración nerviosa
*Shock*

El shock puede estar relacionado con el desangramiento excesivo, las ronchas, la falta de aire, los mareos, la hinchazón, la sed, y el dolor del pecho. Los signos del shock son:

- la inquietud e irritabilidad,

- la conciencia alterada o confusión,

- la piel pálida, fría y húmeda,

- la respiración rápida y la debilidad.

Si muestra estos signos,

1. haz que la persona se acueste,

2. controla la hemorragia si alguna existe,

3. mantén cálido el cuerpo de la persona,

4. elévale las piernas de doce a catorce pulgadas (30 a 45 cm), a

menos que se haya lesionado el cuello o la espalda,

5. no le des nada de beber ni comer a la persona,

6. llama al 911.

## Quemaduras
*Burns*

1. Detén el proceso de quemadura echándole grandes cantidades de agua fría sobre el área quemada.

2. No le quites la ropa que esté pegada al área quemada.

3. Cubre la quemadura con un pedazo de tela limpia y seca.

4. Mantén cálido el cuerpo de la persona.

5. Para **quemaduras de químicos en los ojos**, inúndalos con grandes cantidades de agua fria bajo la regadera (ducha) o la llave del agua; o sumérgele la cara en agua y dile que abra y cierre los ojos.

6. Llama al 911 para pedir transporte al hospital.

## Dolor del pecho
*Chest Pain*

**Cualquier dolor del pecho que dure mas de unos cuantos minutos está relacionado con el corazón a menos que se encuentre otra causa. Llama al 911 inmediatamente. No esperes a ver si desaparece. Los signos de peligro incluyen:**

• el dolor que sale del pecho hacia los brazos, del cuello a la mandíbula y hasta la espalda,

• el dolor o la presión que parece estrujar el pecho,

• la falta de aire, el sudor, la nausea y el vómito,

• la piel de tono azulado o pálido,

• la piel húmeda,

• el sudor excesivo.

Si la persona no respira, comienza la respiración de rescate, y trata de detectar signos de circulación. (📖*sigue los pasos 1, 2, y 3 de* La resucitación cardiopulmonar *en la página 111*). Si no da signos de circulación (la respiración normal, la tos y el movimiento), procede con el procedimiento de CPR. (📖 *véase página 112*).

## Caídas y las lesiones relacionadas
*Falls and Related Injuries*

Las caídas son comunes para los ancianos. Sus periodos de más alto riesgo son durante las enfermedades, después de ir al baño, o inmediatamente después de comer (tomar un café o té después de la comida puede contrarrestar esto), e inmediatamente después de sentarse en la cama.

Las precauciones incluyen:

• quedarse dentro de la casa cuando llueva o se forme hielo afuera,

• hacerse evaluaciones de la vista para obtener los anteojos correctos,

• usar anteojos bifocales para leer y otros normales para ver bien el piso, si crees que esa es la causa del problema,

• tener cuidado al caminar sobre pisos mojados,

• utilizar calzado con el apoyo apropiado para caminar,

• recordar que las suelas de los zapatos nuevos son lisas y que las suelas corrugadas puede causar tropiezos sobre su propia punta del pies,

• curar todos los problemas que causen dolor en los pies, y

• mantener las uñas de los dedos de los pies cortas y los pies en buena condición para tener buen balance.

Para determinar si se ha lastimado alguna parte del cuerpo a causa de una caída puedes compararla a una parte que no esté lastimada. Por ejemplo, compara la pierna lastimada con la pierna que no esté lastimada. ¿Se ven y sienten igual? ¿Se mueven de la misma manera?

Si sospechas que se ha quebrado un hueso, sigue estos pasos:

- Si la persona no puede mover o usar la extremidad lastimada, evita moverla. No le endereces la pierna o el brazo si están deformados. Entablíllale la lesión en la posición en que la encontraste.

- Apoya la parte lesionada por arriba y por debajo del área lastimada con toallas, cobijas dobladas o con revistas.

- Si la persona está boca abajo, hazla rodar como si fuera un tronco (*mira la ilustración de abajo*). Si no tienes quien te pueda ayudar y la persona puede respirar adecuadamente, déjala en la misma posición.

- Si la persona no se queja de dolor del cuello pero se siente a punto de vomitar, colócala sobre su costado.

- Si la persona se queja de dolor del cuello, mantén su cuello inmóvil con almohadas a los lados de la cabeza. Mantén su cabeza en posición horizontal.

- Pon hielo sobre una capa de tela y colócaselo en el área lastimada.

- Mantén caliente el cuerpo de la persona con una cobija y colócala en la posición mas cómoda que sea posible.

- Construye un cabestrillo de cartón o periódico enrollado.

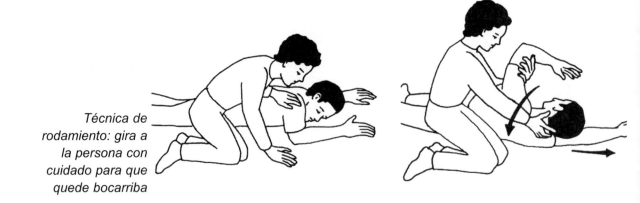

*Técnica de rodamiento: gira a la persona con cuidado para que quede bocarriba*

> **¡MIRA!** Si la persona tiene el brazo o el hombro entablillado, transpórtala en automóvil. Para lesiones del cuello, la cadera, el muslo, la espalda o la pelvis, llama una ambulancia, ya que la persona debe permanecer acostada.

## Los desmayos
*Fainting*

Los desmayos pueden ocurrir a causa de:

- los ataques cardiacos,

- los medicamentos,

- los niveles bajos de azúcar en la sangre,

- levantarse rápidamente,

- esforzarse para defecar,

- la deshidratación.

Hasta cierto punto, se pueden prevenir los desmayos.

- Pregúntale al médico si puede recetar medicamentos que no causen desmayos.

- Mantente al tanto de los niveles de azúcar en la sangre del paciente.

- Toma precauciones contra el estreñimiento.

- No permitas que la persona se levante o siente demasiado rápido.

**Si ocurre un desmayo:**

1. No trates de sentar a la persona, sino acuéstala inmediatamente.

2. Revísale la vía respiratoria, la respiración y el pulso.

3. Acuéstala sobre su costado.

4. Elévale las piernas.

5. Cúbrela con una cobija si la habitación o el piso están fríos.

6. No la fuerces a consumir líquidos.

7. Utiliza la CPR si es necesario ( 📖 *véase página 110*).

## La hipotermia
*Hypothermia*

La hipotermia ocurre cuando la temperatura del cuerpo de la persona baja de lo normal; o sea 98 grados Fahrenheit (36° C). Las condiciones que pueden alterar la reacción del cuerpo al frío son:

- el hipotiroidismo,

- la artritis,

- los mareos y las caídas que estos causen,

- el alcohol en exceso,

- el derrame cerebral,

- las lesiones a la cabeza,

- los medicamentos que afectan la regulación de la temperatura.

**Para prevenir la hipotermia**

- Mantén la temperatura de la casa más arriba de los 65 grados Fahrenheit (18° C) ó de 70 grados (21° C) si la persona está enferma.

- Mantén a la persona bien arropada, y ponle sobre las piernas y los brazos ropa de calentamiento hecha de lana.

- Utiliza cobijas cálidas para la cama.

- Ponle un sombrero cálido o gorra tejida cuando salga de la casa para prevenir la pérdida de calor del cuerpo.

- Asegúrate que mantiene una dieta balanceada.

- Bríndale oportunidades de hacer algún tipo de ejercicio.

**Los signos de la hipotermia** incluyen el razonamiento alterado, los temblores, la piel pálida y fría, la respiración y el pulso lentos, la debilidad, el sueño, y la confusión. Si muestra alguno de estos signos:

1. Cúbrela con cobijas, avísale al médico, dale líquidos tibios y eleva la temperatura de la habitación.

2. No le frotes la piel.

3. No le calientes el cuerpo demasiado rápido. Usa un aparato de calefacción en la temperatura baja o ponle bolsas de agua caliente sobre el pecho y el abdomen.

4. No le des alcohol.

5. Mantente alerta de signos de un ataque cardiaco ( 📖 *véase página 116*).

## Insolación
*Heat Stroke*

Las personas mayores corren más riesgo de insolación, ya que al envejecer el cuerpo pierde la capacidad de bajar la temperatura. Además, algunos medicamentos aumentan la probabilidad de insolación y puede ser que un anciano no sienta el calor.

Para prevenir la insolación:

• Preguntale al médico si los medicamentos que esté tomando la persona pueden aumentar el riesgo de insolación.

• Ponle ropa de tela ligera.

• Utiliza un ventilador, abanico, compresas húmedas o un aparato de aire acondicionado.

• Asegúrate que la persona toma de seis a ocho vasos de agua al día, aun si no tiene sed.

• Evita que consuma alcohol, cafeína o tabaco, ya que aceleran la deshidratación.

• Evita las actividades durante la parte más calurosa del día.

Los signos de insolación incluyen los dolores de cabeza, la nausea, y mareo repentino. Consulta al médico inmediatamente para determinar si es una condición seria.

## Los venenos
*Poisons*

Si sospechas un envenenamiento, inmediatamente toma los siguientes pasos:

1. Determina qué tragó, cuánto y a qué hora fue.

2. Examínale las vía respiratorias, observa su respiración y tómale el pulso.

3. Ponte en contacto con el centro de control de envenenamiento (*Poison Control Center*) para preguntar sobre el mejor procedimiento a seguir; ten el recipiente de la sustancia sospechosa a la mano.

4. Ponte en contacto con su médico de cabecera.

5. Si es necesario, comienza la CPR.

6. Si es necesario, llama al 911 para transportar a la persona al hospital.

## Ataques epilépticos
*Seizures*

Los ataques epilépticos generalmente duran de uno a cinco minutos. Si duran más de siete minutos, llama al 911 para pedir una ambulancia.

1. Quita todos los objetos que puedan causar que la persona se lastime.

2. Colócale almohadas y cobijas alrededor, para protegerla.

3. No la sujetes ni amarres de ninguna manera.

4. No le pongas nada dentro de la boca.

5. Siempre trata de detectar respiración o signos de circulación (la respiración normal, la tos y el movimiento) después de que termine un ataque epiléptico.

6. Si la persona no respira, adminístrale Respiración de Rescate y trata frecuentemente de detectar signos de circulación.

7. Si no da signos de circulación, dale compresiones al pecho quince veces, seguidas de dos respiraciones de rescate de dos segundos cada una.

8. Llama al 911.

9. continúa la CPR hasta que llegue alguien a asistirte.

## Derrame cerebral
*Stroke*

El derrame cerebral ocurre cuando el flujo de la sangre se interrumpe debido a que un vaso sanguíneo se ha reventado o tapado. No siempre se pueden prevenir los derrames, pero la probabilidad de que ocurran se disminuye con:

• una dieta balanceada,

• evitar la presión,

• exámenes médicos frecuentes, y

• el uso de un medicamento contra la presión sanguínea.

# *Lista* Botiquín de primeros auxilios para el hogar

Compra o prepara un botiquín de primeros auxilios para el hogar. Anota en la caja o el estuche la fecha en que lo compraste. Revísalo y reemplaza los materiales al menos una vez al año. Estos deben incluir:

✓ *Ungüento antibiótico*

✓ *Curitas® (Band-Aids®)*

✓ *Desinfectante para limpiar heridas*

✓ *Parches para los ojos*

✓ *Paquetes de hielo instantáneo*

✓ *Guantes de hule*

✓ *Un rollo de gasa y vendas elásticas*

✓ *Tijeras*

✓ *Vendajes de gasa estéril no adhesiva en cuadros de 4 pulgadas (10 cm.)*

✓ *Jarabe de ipecacuana*

✓ *Termómetro*

✓ *Depresores para la lengua*

✓ *Bombilla de hule de 3 onzas para enjuagar heridas*

✓ *Venda triangular*

✓ *Pinzas y aguja*

✓ *Números telefónicos de emergencia*

# Como evitar el agotamiento

# Como evitar el agotamiento

*e llamamos "agotamiento" cuando llegas al límite de tus fuerzas físicas, espirituales, y emocionales. Para este trabajo, es necesario que no dejes que todo te afecte hasta tal grado. Ten en cuenta que tú también necesitas comprensión, apoyo, y ayuda para poder dar el servicio que le das a la persona a quien cuides.*

*Recuerda que lo más importante es conservar tu propia salud para poder continuar con tu trabajo. ¡Es mejor paso que dure y no que magulle!*

---

## La carga emocional del trabajo
*Emotional Burdens You Face*

Quizá piensas que nadie ha sentido lo que tú sientes, pero cada persona en tu situación siente:

- que tiene que esconder sus sentimientos cuando está triste,

- miedo al futuro,

- preocupación por el dinero,

- que no puede resolver todos los problemas como antes lo hacía.

**¡MIRA!** A veces los hombres se encuentran con problemas especiales cuando empiezan a cuidar a alguien más porque no están acostumbrados a los quehaceres diarios. Además, si están cuidando a su esposa, pierden también el apoyo emocional que recibían de ella, ya que ella está enferma, y en cambio tienen que servir ellos de apoyo para ella. Puede ser que se sientan mejor si participan en un grupo de apoyo.

### Cómo darte cuenta si necesitas ayuda

Si llevas mucho tiempo atendiéndo a una o más personas, puede ser que a veces necesites la ayuda de alguien, y puedes pedirla de algún grupo religioso o algún otro tipo de grupo de apoyo. Quizás necesites ayuda profesional si:

- empiezas a beber más y más alcohol para relajarte
- empiezas a tomar más medicamentos relajantes, como pastillas para dormir o para el dólor
- los problemas emocionales se vuelven físicos, como si te da salpullido, dolores de espalda, resfriado o gripe que no se te quitan por mucho tiempo
- no puedes concentrarte
- tienes mucho sueño y poco ánimo
- sientes nervios y todo te irrita
- estás triste sin razón por mucho tiempo
- sientes miedo y ansiedad
- sientes que no vales nada y te sientes culpable
- estás deprimido por dos semanas o más
- piensas en matarte
- piensas o has pensado en lastimar a la persona a quien cuides

### Cuando el coraje es demasiado

Puedes controlar tus emociones, descargando el coraje y la frustración sin lastimar a nadie.

- Sal a caminar para calmarte.
- Enrolla una toalla y úsala para dar golpes fuertes contra una pared.
- Busca un rincón privado o escondido y golpea una almohada.

## Donde encontrar ayuda profesional o grupos de apoyo
*Where to Find Help or Support-Group Counseling*

- El directorio telefónico, en la sección de servicios a la comunidad.

- La sociedad médica local de tu condado. Ellos te pueden dar una lista de consejeros, psicólogos y psiquiatras.

*Lista* **Cómo lidiar con la carga física y emocional**

✓ *No dejes que la persona a quien cuides se aproveche de ti con demasiadas exigencias.*

✓ *Vive un día a la vez.*

✓ *Haz una lista en orden de importancia de lo que tienes que hacer, lo qué puedes hacer más tarde, y cómo puedes hacer cada tarea más fácilmente.*

✓ *Si tienes que hacer algo que tarda mucho o es aburrido, aprovecha para escuchar música, o para relajarte.*

✓ *Haz ejercicio para mantener alta tu energía, aunque sea nomás estirándote de vez en cuando.*

✓ *Es mejor dormir relajado por menos tiempo que dormir tenso por un largo rato.*

✓ *Toma un descanso cortito de vez en cuando para dormir mejor cuando termines.*

✓ *Date tiempo libre para rezar o para pensar.*

✓ *Aprende a respirar profundamente y a meditar para limpiar tu mente de toda preocupación.*

✓ *Alégrate y celébrate si descubres algún talento o habilidad escondidos.*

✓ *Admite cuáles son tus límites y tus posibilidades. No trates de hacer más de lo que puedes.*

✓ *Se realista. Puede ser que ya no puedas hacer todo lo que hacías antes.*

✓ *Come bien, tienes que cuidar también tu nutrición.*

- Las iglesias y otras agencias de servicios religiosos.

- Las clínicas de salud.

- Los sacerdotes o rabinos.

- La agencia local para ancianos.

- Los departamentos de asistencia social de los hospitales.

✓ *Date tiempo para estar solo.*

✓ *De vez en cuando, ve a recibir un masaje.*

✓ *No dejes de salir con tus amigos o de hacer cosas fuera de la casa.*

✓ *Hazle saber a tus amigos cuando necesitas ayuda y si es posible, que te den un descanso de vez en cuando.*

✓ *Distribuye el trabajo. Prepara una lista de los quehaceres y si alguien te pregunta si necesitas ayuda, pídele que haga uno de ellos.*

✓ *Comparte tus preocupaciones y problemas con tus amigos.*

✓ *Toma parte en un grupo de apoyo o comienza uno nuevo para compartir ideas y recursos.*

✓ *Si lo necesitas y es posible, toma un descanso.*

✓ *Dile honestamente a alguien si crees que te deberían de ayudar más.*

✓ *Cuando consultes a tu doctor, explícale también tu trabajo, no solo lo que sientes.*

✓ *No te sientas culpable por tus sentimientos. Son naturales, y son humanos.*

✓ *Descarga tus corajes y frustraciones escribiéndolos en un papel.*

✓ *Llora si sientes que necesitas hacerlo.*

✓ *Recuerda que el servicio que das es muy importante para la persona a quien cuides.*

- Los periódicos a veces publican calendarios de grupos de apoyo.

- Ciertas parroquias tienen enfermeras entre su personal.

Pregunta por un consejero que sepa tratar con personas que cuiden ancianos o deshabilitados.

## Si tus amigos quieren ayudarte
*How to Let Friends Help You*

Si tus amigos quieren saber cómo pueden ayudarte para alivianar tu carga, diles que pueden:

- Llamarte por teléfono y escucharte con paciencia, porque puedes tener emociones fuertes.

- Darte palabras de aliento por tus esfuerzos.

- Comer contigo de vez en cuando.

- Ayudarte a encontrar información útil sobre los recursos que hay en tu comunidad.

- Mostrar interés en lo que haces.

- Visitarte o mandarte tarjetas, cartas, fotos o recortes cómicos del periódico.

- Ayudarte con algunas de tus tareas diarias.

- Ayudarte a encontrar a alguien más que pueda facilitar tu trabajo.

Recuerda la frase: "concédeme la serenidad para aceptar lo que no puedo cambiar, el valor para cambiar lo que puedo y la sabiduría para reconocer la diferencia."

# La demencia y la enfermedad de Alzheimer

Le llamamos demencia a los síntomas de varias enfermedades que causan la pérdida de las facultades mentales. Estas incluyen las enfermedades de Parkinson, de Huntington, de Pick, de Lou Gehrig, de Creutzfeldt-Jacob, el SIDA y la esclerosis múltiple. De todas las enfermedades en esta categoría, la de Alzheimer es de la que existe mayor conocimiento. La persona que sufre de demencia puede perder la memoria y cambiar de comportamiento, incluso cambiar de temperamento, juicio, y manera de interactuar con otras personas.

Sin embargo, la pérdida de la memoria y la confusión no son necesariamente signos de demencia o de la enfermedad de Alzheimer. La causa puede ser la depresión, la tensión, la desnutrición, los efectos secundarios de ciertos medicamentos, las deficiencias vitamínicas, un derrame cerebral, la epilepsia, las infecciones descuidadas de la vía urinaria, y otros factores, algunos de los cuales pueden eliminarse fácilmente.

Si hay dudas sobre si alguien sufre de demencia, debe hacérsele un diagnóstico geriátrico completo. Los hospitales de enseñanza generalmente tienen una clínica de evaluación geriátrica. Llama a la agencia local de servicios a los ancianos para informarte sobre la clínica de evaluación más cercana.

## ¿Qué es la enfermedad de Alzheimer?
### *What Is Alzheimer's Disease?*

La enfermedad de Alzheimer es "una enfermedad progresiva y degenerativa que ataca el cerebro." Los pacientes con la enfermedad de Alzheimer tienen bloqueos a las áreas del cerebro que manejan las facultades del razonamiento y la memoria. Además, carecen de un químico cerebral vital necesario para el funcionamiento de la memoria.

La enfermedad de Alzheimer ataca tanto a las grandes

mentes como a las mentes normales. Aunque los síntomas varían, los afectados no pueden controlar su comportamiento y muestran cambios en sus personalidades. Hasta la fecha, la enfermedad de Alzheimer es incurable, pero existen medicamentos para reducir los síntomas.

Los que sufren de la enfermedad de Alzheimer se aterrorizan porque no comprenden lo que les sucede. Si cuidas a una persona que sufre de confusión, es muy importante ver la situación desde su punto de vista, y tomar en cuenta el terror que siente.

> **¡MIRA!** Los ancianos que sufren de la enfermedad de Alzheimer pueden vivir en su propia casa por más tiempo si sus esposos reciben consejería o se unen a un grupo de apoyo. Los esposos que son asistentes requieren de mucho apoyo y ayuda para mantener a sus seres queridos en casa.

## Los síntomas de la enfermedad de Alzheimer

Estas son unas señales de alerta de la presencia de la enfermedad de Alzheimer:

- pérdida de la memoria,

- reducimiento en el periodo de atención,

- reducimiento en la capacidad de aprendizaje,

- pérdida de la habilidad de recordar la palabra o frase apropiada,

- pérdida de la habilidad de pensar, hacer juicio, o hacer decisiones,

- desorientación y dificultad para recordar el camino de regreso a casa o al baño,

- pérdida de la habilidad para las matemáticas,

- pérdida de coordinación,

- cambios en la personalidad,

- pérdida de iniciativa (indiferencia),

- cambios en las emociones, especialmente un aumento de depresión o agitación.

### Las etapas de la enfermedad de Alzheimer

Una vez que empieza, la enfermedad de Alzheimer pasa por cuatro etapas generalmente bien delineadas.

### Etapa inicial

- dificultad para mantener los cálculos de la chequera,

- volverse olvidadizo o distraído,

- fatiga o cansancio,

- incapacidad de recordar palabras comunes,

- tendencia a reemplazar las palabras olvidadas por otras,

- tendencia a perder el hilo de una conversación y hablar de temas sin conexión,

- comportamiento social no apropiado,

### Etapa media

- reducimiento de la movilidad,

- reducimiento de la memoria,

- pérdida de la lógica,

- tendencia a ir de una habitación para otra o a vagar,

- pérdida de la paciencia,

- tendencia a atacar verbalmente,

- deterioramiento de las habilidades sociales,

- paranoia,

- comportamiento agresivo,

- resistencia a recibir ayuda,

- necesidad de recordatorios de ir al baño,

- reducimiento en el periodo de atención,

- aumento de confusión y desorientación,

- reducimiento en el reconocimiento y la memoria de palabras,

- aumento de dificultad para seguir instrucciones,

- resistencia a la presencia en casa de todos menos el asistente,

- deseos de tener al asistente a la vista en todo instante.

## Etapa avanzada

- incapacidad de conexión intelectual con otra persona,

- incapacidad de comunicación,

- pérdida del control para ir al baño,

- tendencia a alucinar (por ejemplo, pensar que las personas de la televisión están en la habitación),

- tendencia a dejar de responder emocionalmente,

- tendencia a gemir y gritar y tratar de chupar diferentes cosas.

## Etapa final

- pérdida total de la memoria: incapacidad de reconocer a los familiares o su propio reflejo en el espejo,

- pérdida de toda coordinación de movimiento y habla, incluyendo el recuerdo de como masticar y tragar,

- pérdida de todas las facultades intelectuales,

- incapacidad de entender o recordar lo que está pasando,

- tendencia a gritar sin causa o quedarse mudo.

### *Los peores efectos para quien que sufre de la enfermedad de Alzheimer*

- la frustración al perder la capacidad de comunicación,

- la vergüenza y el dolor emocional por perder la capacidad de recordar a los parientes y amigos,

- la dificultad de tareas comunes y corrientes como vestirse,

- la pérdida de la independencia,

- la inmovilidad forzada,

- darse cuenta de los cambios en su memoria.

### Los peores efectos para el asistente

- la incapacidad de la persona para seguir instrucciones y ejecutar tareas diarias,

- la repetición de frases o relatos,

- la tendencia a vagar,

- la ira, la distancia emocional o el uso de malas palabras,

- la exigencia de hacer cosas (como manejar el carro) que no serían seguras,

- las demostraciones publicas de sexualidad (mostrar o tocarse los genitales impropiamente en público, insinuarse sexualmente a un familiar que se parece a su esposo cuando tenía la misma edad).

## La pérdida de la capacidad de comunicación
*Loss of Communication Skills*

### Etapas

La capacidad de comunicación se reduce en cada etapa:

### Etapa 1

- ocurren largas pausas entre frases y oraciones a causa de palabras olvidadas,

- las palabras olvidadas son reemplazadas con palabras diferentes,

- la persona pierde el hilo del tema y continúa con temas sin relación.

## Etapa 2

- se reduce el periodo de atención,

- aumentan la confusión y la desorientación,

- se reduce la habilidad de recordar y reconocer las palabras,

- se reduce la capacidad de seguir instrucciones.

## Etapa 3

- no es posible conectar con el intelecto de la persona,

- se pierde toda la capacidad de comunicación.

En la Etapa 3, puedes continuar a hablarle a la persona en voz baja y mirarla a los ojos. Sonríe cálida y frecuentemente. La persona con la enfermedad de Alzheimer puede detectar tu estado de humor fácilmente. También asegúrate que la persona tiene los anteojos y aparatos de amplificación para el oído apropiados. Un audiólogo capacitado te puede sugerir aparatos para el oído de personas confundidas.

**¡MIRA!** La enfermedad de Alzheimer puede borrar toda la memoria del segundo idioma de una persona, causando que regrese al idioma que hablaba en su niñez.

### *Para mejorar la comunicación*

Es muy importante aprender a comunicarse con la persona que sufre de enfermedad de Alzheimer. La persona tiene su propia realidad, por lo tanto, **no trates de razonar con ella.** Tu modo y las técnicas calmantes que uses pueden tener un efecto positivo. Trata de responder a su emoción, no su comportamiento.

## Para mejorar la probabilidad de comprensión

- Reduce el ruido de fondo (si los sonidos de la casa se crecen y alteran, pueden causar dolor y tensión en el sistema nervioso).

- Asegúrate que la persona tiene los anteojos o el amplificador para el oído apropiados.

- Llama la atención de la persona con un toquecito en el brazo.

- Comunícate a la altura de la persona.

- Dirígete a la persona por su nombre y recuérdale el tuyo.

- Usa un modo calmado, relajado y cálido, y explica lo que vas a hacer antes de hacerlo. Esto reduce el riesgo de alterar sus emociones.

- Agáchate al nivel de sus ojos y mírala a los ojos.

- Habla en el idioma natal de la persona.

- Usa un tono suave y calmante en tu voz.

- Mantente listo para escuchar y detectar el lenguaje de los ojos o del cuerpo.

- Habla en oraciones cortas y directas, con ordenes de un solo paso, apuntando hacia el objeto de que hablas.

- Repite o explica cuantas veces sean necesarias.

- Apunta hacia los objetos de que hablas y usa los nombres para mayor claridad. Por ejemplo, di "¿Quieres tus pantuflas?" en vez de "¿Quieres eso?".

- Escribe la idea que estás comunicando en letra grande de molde.

- Cambia los estilos de comunicación que causan alteración, ya que la habilidad de comunicación se puede dificultar a causa de la tensión.

- Evita frases como "corre a la cama" que pueden interpretarse al pie de la letra. Pueden causar confusión innecesaria.

## Para mantener una atmósfera de tranquilidad

Mantén la atmósfera de movimiento lento y de baja estimulación. Los programas de televisión deben ser calmados y no violentos, las bebidas deben ser sin cafeína, y las discusiones familiares se deben evitar.

- Desarrolla una rutina consistente de cuidado.

- Ofrece algo para abrazar, o una mascota para acariciar, o tu brazo para sostener.

- Responde a los cambios de humor, pero no los tomes como ataques personales.

- Acepta la versión de la persona de las situaciones. **NO DISCUTAS**.

- Avísale a la persona cuando vas a salir de la habitación.

- No insistas en un tratamiento inmediato, sino espera a que se relaje la persona, si la situación no es crítica.

- Dile "Es por tu propia protección" y continúa sin discutir, si estas hablando de un tratamiento importante.

- Recuerda que una persona que no puede describir lo que quiere puede alterarse mucho y empezar a golpear los muebles. Si sucede esto, primero pregunta para descubrir cuál puede ser su necesidad o preocupación.

- En los casos de pérdida de la memoria, dale confianza a la persona, recordándole quién eres.

- Evita preguntar cosas que provoquen confusión o abochorno.

- Crea un sentimiento de confianza y bienestar.

- Pide disculpas.

- Pronuncia el nombre de la persona suavemente.

- Si la persona dice que quiere "regresar a casa" explícale: "Estás en casa."

- Asegúrale que sus hijos están bien.

- Muéstrale afecto y bríndale halagos.

- Reza con la persona.

- Bésala o abrázala, si es apropiado.

- Soba su espalda.

- Distráela con relatos de personas que conocía.

**¡MIRA!** Recuerda: la persona que sufre de la enfermedad de Alzheimer es muy sensible a tu estado de humor y el lenguaje de tu cuerpo, aun cuando no comprende lo que dices.

### Para aliviar el aburrimiento

El aburrimiento puede causar inquietud y agitación en las personas con la enfermedad de Alzheimer. Encontrar las actividades correctas para mantenerla ocupada y estimulada es un gran reto. Teniendo en mente que las preferencias y habilidades de la persona cambiarán con el transcurso de la enfermedad, puedes intentar las siguientes:

- hacer cosas que la persona disfrutaba antes de caer enferma,

- la jardinería,

- dar paseos a pie o en carro,

- asistir a ceremonias religiosas,

- asistir a programas especializados en los centros de guardería para adultos,

- ver la televisión,

- tocar música de su época favorita,

- visitar o recibir amigos,

- organizar un escritorio para que la persona "trabaje" y mantenga una agenda personal,

- organizar una mesa de trabajo con herramientas seguras.

Encuentra otras maneras de reducir el aburrimiento (doblar la ropa limpia, romper trapos para limpiar, cortar cupones del periódico, apilar los trastes, hacer madejas de estambre, organizar los botones, envolver cosas en papel de baño, lijar madera, sacudir, barrer, escribir a máquina, poner la mesa).

Ponte de acuerdo con alguien que le llame por teléfono para servir de lazo al mundo exterior.

## Retos especiales
*Special Challenges*

Los síntomas de la enfermedad de Alzheimer son difíciles de enfrentar para ambos el paciente y el asistente. Aquí hay otras cosas que tener en mente:

### Los síntomas de agitación de daño cerebral causados por un golpe, un derrame cerebral o una enfermedad

- desorientación,

- temor extremo,

- agarrarse de los barandales de la cama por miedo a caerse,

- alucinaciones,

- sacudirse convulsivamente,

- patear,

- atacar con los puños,

- estremecerse o temblar,

- movimiento violento incontrolable.

EL ASISTENTE PUEDE HACER FRENTE A ELLOS:

- evadiendo las patadas y los golpes de la persona,

- administrando tranquilizantes recetados por un médico,

- llevando la persona a usar el baño cada dos horas,

- brindando confianza en una voz calmada,

- utilizando restricciones físicas para mayor seguridad en la cama,

- manteniendo los barandales de la cama fijos,

- bajando la cama de altura o poniendo el colchón en el piso.

### Para lidiar con las alucinaciones o falsas creencias

- ignora la alucinación si no provoca temor en la persona,

- evita contradecirla o alterarla en cualquier manera,

- bríndale confianza contra esos temores,

- acepta las emociones de la persona,

- intenta darle confianza por medio de plática,

- en los casos más severos, pide al médico que recete un medicamento.

### Síndrome crepuscular

**El síndrome crepuscular** es una condición compuesta de comportamiento disruptivo y poco común, como la confusión severa, dar vueltas de aquí para allá, lenguaje confuso y paranoia al atardecer. El comportamiento puede ser a causa de demasiada emoción durante el día, energía sobrante por falta de ejercicio, y colores o sombras raras al atardecer. Para controlar el comportamiento:

- Desarrolla una rutina consistente.

- Limita el baño solamente a las mañanas para evitar sobreexcitarla.

- Incluye un descanso durante la rutina diaria.

- Evita las visitas después de las cinco de la tarde.

- Asegúrate que los anteojos y amplificadores para el oído son los apropiados y están bien puestos.

- Mantén la nutrición adecuada.

- Evita el azúcar y la cafeína después de las cinco de la tarde.

- Brindale oportunidades adecuadas para hacer ejercicio.

- Enciende las luces y cierra las persianas para reducir las sombras y los reflejos, que aumentan las creencias falsas.

- Proporciona sonido de fondo constante, como el de la bomba de un acuario, o el tictac de un reloj en la habitación durante la noche.

**¡NUNCA DISCUTAS!** Desvía la atención de la persona a otro lugar o a otro día con un relato de algún amigo o acontecimiento.

---

## La tendencia a vagar
*Wandering*

Una de los aspectos de mayor preocupación sobre la enfermedad de Alzheimer es la tendencia a vagar o deambular y alejarse de la casa.

### ¿Por qué vagan las personas con la enfermedad de Alzheimer?

No hay manera de predecir quien vagará o cuando sucederá. Sin embargo, algunas de las razones para vagar son:

- el dolor,

- el aburrimiento,

- los efectos secundarios de algún medicamento,

- un ambiente ruidoso o que causa tensión,

- la confusión sobre la hora,

- un intento de satisfacer necesidades básicas (ir al baño),

- la inquietud,

- estar en un ambiente desconocido,

- tratar de cumplir obligaciones pasadas (ir al trabajo, regresar a casa, visitar amigos o familiares).

La tendencia a vagar puede ser también un remedio natural para el aburrimiento o la agitación. Si ésta es la razón, quizás debas brindar un lugar seguro y cerrado para vagar. Cuando suceda, trata de encontrar la causa.

## Los riesgos de la tendencia a vagar

- De las personas que sufren de la enfermedad de Alzheimer o alguna demencia relacionada, el 59 por ciento se pierden, generalmente durante una actividad normal.

- De los que no se han podido localizar en las primeras veinticuatro horas de la última vez que alguien los vio, el 46 por ciento pueden morir, generalmente a causa de hipotermia o deshidratación.

- Las personas que sufren de la enfermedad de Alzheimer no gritan o piden ayuda ni responden a los gritos de otras personas; dejan muy pocas pistas físicas.

- Generalmente vagan menos de una décima parte de una milla (161 m).

- Puede ser que traten de llegar a lugares de su pasado: el trabajo, su vivienda, o su ciudad.

- Generalmente se les encuentra cerca de una carretera o un campo abierto; un 63 por ciento de ellos son localizados en un arroyo o en una zanja, o atorados en algún arbusto.

- La mayoría de las veces la vagancia sucede durante las actividades normales diarias (buscando el baño, alguna tienda, sala de recreación, etcétera).

## Para reducir las oportunidades de vagar

Nunca puedes predecir la tendencia a vagar, pero puedes hacer muchas cosas para reducir las oportunidades de que ocurra.

- Brindale oportunidades de hacer ejercicio, en especial mientras la persona espera comer o hacer otra actividad. El ejercicio puede incluir cantar, moverse a un ritmo, caminar por una ruta en la casa o un centro comercial, o bailar.

- Reduce el ruido y la confusión, especialmente a la hora de comer.

- Crea áreas dentro y fuera de la casa para que la persona explore y pasee independientemente.

- Marca claramente con letreros los baños, la sala, y las recámaras con letras grandes o dibujos.

- Usa una cinta amarilla (indicando "Precaución") montada en *Velcro®* de un lado al otro de las puertas para prevenir la entrada o salida.

- Disfraza las puertas, pintando las salidas del mismo color que las paredes.

- Cubre las puertas con cortinas.

- Usa alarmas electrónicas o campanillas en las puertas y las ventanas.

- Escribe NO en las puertas con letras grandes.

- Pon un espejo de cuerpo entero en las puertas que dan hacia fuera. Algunas personas darán la vuelta cuando vean la imagen, sin reconocerse a sí mismas. ( *véase* A preparar el hogar, *página 17*).

- Toma nota de los medicamentos y cambios en medicamentos, especialmente los antidepresivos y anti-ansiedad.

- Determina si la vagancia está relacionada con su estilo de vida anterior. Investiga como hacia frente a los cambios o a la tensión, y apréndete sus patrones de ejercicio y otros hábitos, tanto en casa como en el trabajo. (¿Reaccionaba siempre a las discusiones saliendo a caminar por una hora? ¿Salía a correr por las tardes?)

- Prepara un plan de acción en caso de que salga a vagar.

- Si debes mudar a la persona, introduce la idea poco a poco y llévala a visitar el nuevo local varias veces antes de la mudanza.

- Ten una foto a la mano para dársela a la policía en caso de que se pierda.

- Guarda ropa sin lavar o pásale bolitas de algodón limpias por la piel de la cara o del brazo. Guarda las bolitas en bolsas selladas y guárdalas en el congelador (los perros rastreadores pueden usarlos para detectar su olor).

## El programa de retorno seguro
*Safe Return Program*

El asistente autorizado o un miembro de la familia puede registrar a la persona bajo cuidado con el **Programa de Retorno Seguro de la Asociación de la Enfermedad de Alzheimer** con sólo completar una forma de registro y enviarla con la cuota de $40.00 para cubrir el costo de los productos de identificación. (Hay un brazalete que hace juego disponible para el asistente por otros $5.00 para notificarles a otros en caso de que tu te encuentres incapacitado.) Llama al 1-800-733-0402. Con la información de identificación y una foto guardadas en una base nacional de datos aumentan las probabilidades de encontrar a alguien, aun si esa persona no trae puesto el brazalete o collar.

**¡MIRA!** Actualiza la información del registro una o dos veces al año, ya que puede ser de gran ayuda para la policía. Mientras más información brindes, mejor serán las probabilidades de encontrar a una persona. Llama a la línea de emergencia para retorno seguro al 1-800 572-1122 para reportar a alguien perdido o que hayas encontrado. Si la persona registrada se muda o sale de vacaciones, llama al 1-888 572-8566 lo más pronto posible para que el Programa de Retorno Seguro siempre tenga la información actualizada.

### *Para animarle a usar un brazalete de identificación de retorno seguro*

- Envuelve el brazalete dentro de una cajita y preséntalo como un regalo.

- Haz que un nieto le presente el regalo (puede ser que la persona lo aprecie más y use el brazalete sin importar el estilo).

- Si la persona tiene una cita médica poco después de recibir el brazalete, pídele al médico que se lo ponga al paciente durante la consulta. Puede ser mejor recibido del médico.

- Ponle el brazalete en la mano dominante. Así se le dificultará desabrocharlo.

- Asegúrate que el brazalete es cómodo para la persona, ni muy apretado, ni muy holgado.

- Un brazalete que queda holgado puede ser fácil de quitar. Si la persona se siente cómoda usando un reloj o algún otro tipo de joya sólamente en una muñeca, ponle el brazalete en la misma muñeca.

- Usa tu imaginación para encontrar un lugar donde ponerle el brazalete. Cuélgalo de una presilla para el cinturón, o del mango de la bolsa, o de las agujetas.

- Usa tú mismo el brazalete de asistente del programa de retorno seguro.

- Si la persona no se siente cómoda con el brazalete, prueba con el collar.

- Para alguien que se rehúsa a ponerse el brazalete o el collar, las etiquetas para la ropa, la tarjeta para la cartera, o el llavero te pueden servir.

### Si la persona se pierde

- Busca en los alrededores y dentro de la casa primero; luego busca en los lugares conocidos o habituales. Llama a la persona por su nombre.

- Llama a la policía.

- Diles que la persona tiene un impedimento de la memoria y que es urgente localizarla cuanto antes.

- Infórmale a la policía de las áreas peligrosas de tu vecindad.

- Proporciónales una foto.

- Describe la ropa que llevaba puesta con el mayor detalle posible.

- Infórmale a la policía de los problemas médicos del paciente o medicamentos que toma.

- Llama al programa de retorno seguro, 1-800 572-1122, para reportar a la persona extraviada. Ten a la mano el número de identificación de la persona registrada.

- Llama a los vecinos.

- No salgas, quedate al lado del teléfono, haz sólo llamadas cortas y guarda la calma.

- Llama a las salas de emergencia de los hospitales (puede ser que alguien haya llevado a la persona a una de ellas).

- Llama a los sistemas de transporte para notificar a los choferes.

- Llama a los amigos y los grupos de la iglesia.

- Llama a la oficina local de la Asociación de la Enfermedad de Alzheimer.

- Cuando aparezca la persona, llama a la policía y al programa de retorno seguro, 1-800-572-1122, para avisarles.

## *Lista* Prepárate para un retorno seguro

✔ *Pon atención diariamente a la ropa que trae puesta la persona.*

✔ *Ten fotos a la mano para distribuir a la policía y a otras personas que ayuden con la búsqueda.*

✔ *Ten lista la información sobre la edad, la altura, el peso, el color del pelo y los ojos, incapacidades físicas, y otras señas de identificación.*

✔ *Mantente informado de sus problemas médicos y los medicamentos que debe tomar.*

✔ *Pon atención a los lugares donde prefiere ir, los que frecuenta, y otros lugares conocidos.*

✔ *Mantente informado si la persona trae consigo o tiene acceso a dinero.*

✔ *Notifica a tus vecinos de la pérdida de la memoria que la persona sufre, y su tendencia a confundirse. Diles que te llamen si ven a la persona salir de la casa.*

✔ *Recuerda si la persona es derecha o zurda. Los zurdos generalmente dan vuelta hacia la izquierda, los derechos, hacia la derecha.*

✔ *Cuelga campanitas en las puertas para darte cuenta cuando se abren.*

✔ *Recuerda siempre si hay peligros cerca, como ríos, lagos, follaje denso, proyectos en construcción, peñascos, escaleras demasiado inclinadas, balcones altos, vías públicas (calles, carreteras, autopistas, etc.) con mucho tránsito, cercados o portones.*

✔ *Recuerda si la persona puede usar el autobús o un taxi.*

*La información sobre el programa de retorno seguro ha sido adaptada con autorización de materiales provistos por la Asociación de la Enfermedad de Alzheimer.*

# La dieta y nutrición

# La dieta y nutrición

*L*a nutrición apropiada es esencial para conservar la salud. Al envejecer, las personas mayores deben tratar de comer más sanamente y evitar las comidas altas en calorías y bajas en nutrientes, pero no siempre es necesario un cambio total de dieta para reducir las grasas.

Las personas mayores requieren menos calorías para mantener su peso estable. Para conservar la salud, necesitan consumir menos comida pero de mayor nutrición, porque sus cuerpos absorben menos nutrientes. Si sus cuerpos no reciben suficientes calorías, empiezan a usar las reservas de energía, lo cual los debilita y facilita las infecciones.

Consulta al médico antes de iniciar alguna dieta especial, particularmente si a la persona se le dificulta tragar. Consulta también al médico, al farmaceuta o a un dietista registrado sobre los efectos que los medicamentos puedan tener en las necesidades nutricionales.

> **¡MIRA!** Usa cualquier medio a tu alcance para estimular el apetito. Asegúrate que las dentaduras le queden bien y que sus anteojos son los correctos. Si no se le antoja la comida al verla, no va a querer comerla.

## Atención al preparar la comida
*Careful Food Preparation*

Es más fácil para las personas mayores enfermarse a causa de comida impura, así que ten mucho más cuidado al preparar su comida.

- Lava tus manos y las de la persona a quien cuides con jabón contra bacterias antes de preparar o servir comida.

- Séquense las manos con papel absorbente.

- Desinfecta el fregadero y los mostradores de la cocina con una cucharadita de blanqueador de cloro por cada litro de agua (no guardes la mezcla por más de una semana porque pierde su concentración).

- Deja que los platos se sequen al aire, ya que es más higiénico que secarlos con un trapo.

- Revisa las fechas de caducidad con cuidado, y deshazte de toda la carne cuya fecha de caducidad haya pasado.

- Cuece completamente todas las carnes y los pescados.

- Cocina la carne molida o en pedazos a la temperatura interna de 160 grados Fahrenheit (71° C). Hay mucho menos riesgo de infección si la carne está en piezas grandes como un bistéc o retazo para asar porque las bacterias sólo se acumulan en el exterior.

- Si cocinas carne en el horno, hazlo a la temperatura de al menos 300 grados Fahrenheit (149° C).

- Mantén la comida caliente a la temperatura de 140 grados Fahrenheit (60° C) o más, y la fría a 40 grados Fahrenheit (5° C) o menos.

- Cocina los huevos hasta que las yemas se endurezcan completamente.

- Nunca sirvas huevos crudos en los licuados o en cualquier otra bebida.

- Nunca sirvas almejas, ostras, ni ostiones crudos.

- Siempre lava completamente todas las frutas y verduras.

- Nunca uses leche o sidra que no hayan sido pasteurizadas.

 **¡MIRA!** Si la temperatura del agua es demasiado baja, la máquina lavaplatos no esterilizará los platos.

## Guías de nutrición para los ancianos
*Nutrition Guidelines for the Elderly*

Infórmate si la persona sufre de alguna condición médica que requiera evitar o reducir ciertos alimentos, como la sal (por insuficiencia cardiaca congestiva) o el potasio (por insuficiencia renal).

• Prepara comidas sabrosas y bien balanceadas que ayuden al mantenimiento de las funciones intestinales y la evacuación normal de la orina.

• Ofrecele agua o algún otro líquido durante las comidas para facilitarle que mastique y trague.

• Evita la manteca, la grasa del tocino, el aceite de coco o fruto de palma, comidas dulces o con demasiada sazón.

• Sirve frutas y verduras frescas. Son una buena fuente de fibra y vitaminas A y C, y ayudan a prevenir el estreñimiento.

• No prepares comidas con productos refinados, que carecen de fibra y producen estreñimiento.

• Para mejorar el apetito, usa condimentos como hierbas, especias, jugo de limón, pimientos, ajo, y vinagre, especialmente si tienes que limitar la sal.

### *Para aumentar el apetito puedes:*

• Ofrecerle la comida cuando tenga más hambre.

• Permitirle o animarle a comer con los dedos si eso aumenta la cantidad que come.

• Añadirle leche en polvo sin grasa a todas las comidas con líquido, como los postres, las sopas, los aderezos y el cereal.

• Añadirle mantequilla, crema batida o crema fresca a la comida.

• Añadirle requesón a los guisados, los huevos revueltos, y los postres.

• Rayar algo de queso seco sobre el pan, los platillos de carnes, las verduras, los huevos y los guisados.

- Usar polvo instantáneo de sabores para el desayuno en las bebidas con leche y en los postres.

- Añadirle nueces, pepitas, y germen de trigo al pan, al cereal, a los guisados y a los postres.

- Añadirle huevos batidos al puré de papas o de verduras, a las salsas y aderezos, y a los pudines calientes.

- Añadirle miel, mermelada o azúcar al pan, a las bebidas con leche, a la fruta y a los postres de yogurt.

- Añadirle mayonesa a las ensaladas y a los emparedados.

## Bocadillos fáciles y rápidos

Siempre consulta primero al médico sobre los límites de azúcar, sal, o potasio.

- palomitas de maíz con mantequilla,

- queso en galletas saladas,

- leche con sabor a chocolate,

- frutas, especialmente plátanos maduros,

- galletas de granola,

- huevos duros,

- malteadas o licuados,

- pudines,

- pasas, nueces, ciruelas pasas.

---

**¡Buena idea!**

### AL PREPARAR LA COMIDA

Mientras prepares la comida, muele una cantidad pequeña en la licuadora para hacerla más fácil de comer para la persona a quien cuides.

### Dietas terapéuticas

Siempre infórmale al médico de la dieta que lleva. Puede recetar una dieta especial para:

- Mejorar o mantener la salud de la persona

- Cambiar la cantidad del bulto, como una dieta alta en fibra

- Cambiar la consistencia de la comida, como una dieta de comidas blandas

- Eliminar o reducir ciertos alimentos

- Cambiar el número de calorías

### La prevención de la deshidratación

Con la edad, las personas sienten cada vez menos sed, por lo tanto se debe hacer un esfuerzo especial para que consuman suficiente líquido. Los medicamentos, la tensión, el ejercicio, la alimentación, la salud en general y el clima pueden afectar el nivel de los fluidos en el sistema de una persona. La deshidratación, especialmente para los ancianos, puede aumentar la confusión y la debilidad de los músculos, y causar mareos. Los mareos, a su vez, causan que la persona pierda las ganas de comer, provocando aun más deshidratación.

**Las medidas de precaución incluyen:**

- Animar y recordarle de beber de seis a ocho vasos de agua diarios (o la cantidad que el médico diga).

- Servirle las bebidas a la temperatura ambiental.

- Servirle comidas que contengan líquidos (como la sandía).

- Evitar la cafeína, ya que provoca orinar frecuentemente y deshidratarse.

### La prevención de la osteoporosis

Las personas mayores, especialmente las mujeres, sufren de osteoporosis, una condición que se presenta al perder minerales de los huesos, debilitándolos hasta el punto de quebrarse fácilmente y causando que el proceso de recuperación sea muy lento.

Puede prevenir la osteoporosis:

- Si absorbe cantidades adecuadas de vitamina D de los rayos del sol varias veces a la semana, y de leche enriquecida (no del yogurt), pescado alto en grasas, o un suplemento vitamínico.

- Si absorbe calcio de productos preparados con leche; verduras frondosas como la col rizada; el brécol (brócoli); el salmón; y las sardinas.

- Si toma por la noche un suplemento de calcio con vitamina C, ya que ayuda a absorberlo mientras duerme.

**¡MIRA!** El Instituto Nacional de la Salud recomienda que las mujeres posmenopáusicas (que han pasado por el cambio de vida) consuman 1,500 miligramos de calcio diariamente para reducir el deterioro de los huesos.

## Las dosis diarias recomendadas para los mayores de 51 años

Si te preocupa que la persona mayor esté desnutrida, asegúrate de vez en cuando de que está consumiendo suficientes calorías. Las dosis diarias recomendadas son:

- Para mujeres: 1,900 calorías al día (63 gramos de grasas).

- Para hombres: 2,200 calorías al día (73 gramos de grasas).

## Otras fuentes de proteína, calcio y ácido fólico

Las dietas de las personas mayores generalmente no incluyen suficiente de estos nutrientes, los cuales se pueden obtener en los siguientes alimentos: (* indica las fuentes más concentradas)

**Calcio** (las porciones son de una taza, a menos que se indique una cantidad diferente)
Queso cheddar (una onza)
Leche sin lactosa, sin grasa, enriquecida con calcio (por ejemplo, *Lactaid*®)*
Leche descremada o de uno por ciento de grasa

Jugo de naranja, con calcio añadido*
Queso ricotta sin grasa (un cuarto de taza)
Queso blanco (una onza)*
Cereal marca *Total*® (tres cuartos de taza)*
Yogurt, sin grasa, sin sabor ni fruta adicional*

**Ácido fólico** (las porciones son de una taza, a menos que se indique una cantidad diferente)
Garbanzos o frijoles pintos, cocidos
Suplemento nutritivo *Ensure*®
Lentejas, cocidas*
Jugo de naranja
Cereal *Product 19*®
Frijoles rojos
Espinacas (media taza, cocidas)
Cereal marca *Total*® (tres cuartos de taza)*

**Proteína** (las porciones son de cuatro onzas, a menos que se indique una cantidad diferente)
Frijoles o guisantes/chícharos (una taza)
Filete de res, sin grasa*
Pollo (sin piel ni hueso)*
"Chili" con frijoles (una taza)
Huevos
Lenguado (pescado)
Carnero, sin grasa*
Lentejas (una taza, cocidas)*
Lomo de puerco, sin grasa*
Salmón enlatado, exprimido
Atún enlatado en agua, exprimido*
Pavo (sin piel ni hueso)*
Yogurt, sin grasa, sin sabor ni fruta adicional (ocho onzas)

**¡MIRA!** Puede ser que éstos no sean los mejores alimentos para una persona bajo tratamiento médico especial. Las dietas especiales para mejorar la nutrición sólo deben usarse por consejo de un médico o dietista registrado. Si se necesita una dieta especial a causa de una enfermedad o condición médica, ponte en contacto con el dietista para los pacientes externos o con el programa de tratamiento para la diabetes.

## *Lista* Evaluación de la nutrición

*Para evaluar los riesgos de la nutrición de la persona a quien cuides, contesta las siguientes preguntas. Si la mayoría de las respuestas son "Sí", la persona es de alto riesgo y debes ponerte en contacto con el médico para cambiar su dieta. Vuelve a contestar las preguntas cada seis meses o cuando notes grandes cambios en su peso o en sus hábitos de alimentación.*

✔ *¿Ha perdido peso recientemente?*_____

✔ *¿Cuántas libras?*_____

✔ *¿Ha perdido el apetito recientemente?* _____

✔ *¿Por cuánto tiempo?(días, semanas, meses)* _____

✔ *¿Se le dificulta masticar?*_____

✔ *¿Se le dificulta tragar?*_____

✔ *¿Es alérgica a algún alimento?*
_____
_____

✔ *¿Lleva alguna dieta especial?*
_____
_____
_____

✔ *¿Has recibido instrucciones sobre su dieta?* _____

✔ *¿Come menos de dos comidas al día?* _____

✔ *¿Come frutas, verduras, y productos lácteos?*_____
_____

✔ *¿Cuántas porciones diarias?*
*Frutas*_____
*Verduras* _____
*Productos lácteos*_____

✔ *¿Toma más de tres bebidas alcohólicas al día?*_____

✔ *¿Come sola la mayoría de las veces?*_____

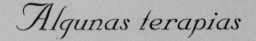

# Algunas terapias

# Algunas terapias

*L*as instrucciones siguientes son solo para tu información en general. *NO SON SUSTITUTOS del entrenamiento con terapeutas profesionales.*

## La terapia física
*Physical Therapy*

La terapia física es parte del proceso de aprender a funcionar de nuevo después de cierto daño, alguna enfermedad, o un periodo inactivo. Si no se utilizan, los músculos se encogen y estrechan, y causan dolor al mover las coyunturas.

### ¿Qué hace un terapeuta físico?

El terapeuta físico le proporciona tratamiento al paciente para aliviar el dolor, desarrollar y restaurar las funciones musculares, y mantener el nivel de operación más alto con medios físicos, como el ejercicio activo y pasivo, masaje, calor, agua, y electricidad. En general, el terapeuta físico:

- determina las metas del tratamiento con el paciente y su familia,

- demuestra como usar el equipo especial,

- demuestra como desarrollar las funciones diarias y rutinarias,

- enseña maneras más seguras de moverse,

- establece y demuestra un programa de ejercicio.

**¡MIRA!** La Asociación Americana de la Terapia Física, generalmente ubicada en la capital de cada estado, tiene una lista de los terapeutas autorizados.

### ¿Qué determina un terapeuta físico?

Dependiendo de la condición física de la persona, el terapeuta puede sugerir ejercicios de rango de movimiento (ROM, o *range of motion* en inglés), corregir posiciones de reposo, recomendar aparatos de asistencia para victimas de derrames cerebrales, y mostrar maneras sencillas de mejorar las funciones diarias.

Un terapeuta examina las cosas que pueden afectar las actividades diarias de la persona:

• Su disposición hacia su propia situación,

• Su capacidad para mover los músculos y las coyunturas (rango de movimiento),

• Sus sentidos de la vista, el olfato, el oído y el tacto,

• Lo que puede hacer por sí misma y lo que tiene que aprender,

• El equipo necesario, hoy y en el futuro,

• Cómo mejorar la casa para que el movimiento sea más seguro y cómodo,

• Quién es capaz y está disponible para dar apoyo.

### Ejercicios de rango de movimiento (ROM)

El propósito de los ejercicios de rango de movimiento es aliviar el dolor, mantener el alineamiento normal del cuerpo, prevenir la hinchazón y el deterioro de la piel, y promover la formación de los huesos. Se debe empezar un programa de ejercicios ROM antes de que se desarrolle cualquier deformidad. Cuando te pidan que ayudes con los ejercicios en casa:

• Sólo lleva el movimiento hasta donde llegue la coyuntura estirándose cómodamente. (Una molestia menor está bien, pero el dolor debe desaparecer rápidamente.)

• Explícale lo que estás haciendo.

• Usa la parte plana de las manos, no los dedos, para sostenerle las partes del cuerpo.

## Las coyunturas que se ejercitan en ROM

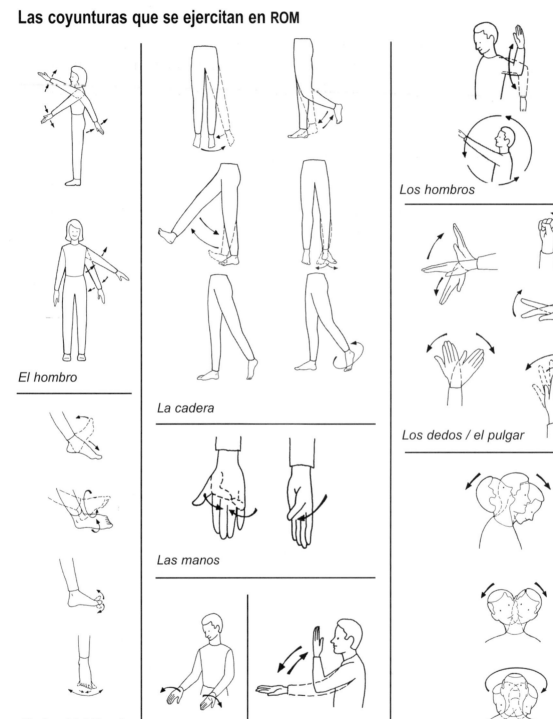

El hombro

La cadera

Las manos

Los hombros

Los dedos / el pulgar

El pie, el tobillo y los dedos de los pies

Las muñecas

Los codos

El cuello

- Haz que realize cada ejercicio de tres a cinco veces.

- Usa movimientos lentos y firmes para ayudar a relajar los músculos y para aumentar la flexibilidad de la coyuntura.

- Si las coyunturas están hinchadas o doloridas, haz los ejercicios suavemente.

### Posiciones correctas para el reposo

- Boca arriba, plano o con menos de treinta grados de elevación.

- Acostado boca abajo (por un máximo de veinte o treinta minutos, nunca para dormir).

- Un cuarto de vuelta hacia la izquierda o derecha boca arriba.

- Tres cuartos de vuelta hacia la izquierda o derecha boca abajo.

- Con asistencia de aparatos de posición (por ejemplo, entablillados para apoyar la pierna, el pie, la mano o la espalda).

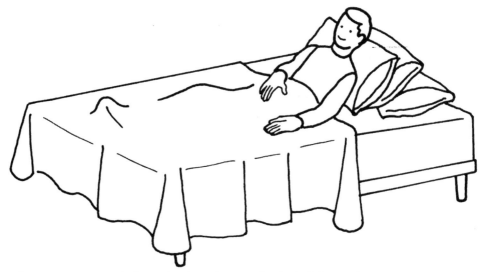

*Para descansar, nunca le levantes la cabeza más de treinta grados*

### Aparatos de posición para victimas de un derrame cerebral

**Zanjas para el brazo:** accesorios para los soportes de los brazos de la silla de ruedas; brindan apoyo y mantiene la posición del brazo.

**Separador para los dedos:** mantiene la mano en una posición relajada con los dedos separados.

**Tabla para el regazo:** se coloca sobre los soportes de los brazos de la silla de ruedas; brinda apoyo y ayuda con la posición.

**Entablillado de reposo para la mano**: relaja los músculos lentamente; mantiene la mano en posición abierta con el pulgar separado de la palma.

**Soporte o cabestrillo para el hombro:** mantiene la coyuntura del hombro en una posición normal.

**Soporte o cabestrillo**: brinda apoyo a un brazo flácido (hoy en día se usa raramente).

## La terapia ocupacional
*Occupational Therapy*

La terapia ocupacional es la profesión de salud y rehabilitación diseñada para ayudar a la gente a recobrar y desarrollar habilidades necesarias para la independencia funcional. El terapeuta ocupacional le ayudará al médico a evaluar los niveles de función del paciente.

**El terapeuta ocupacional:**

- Evaluará la fuerza, el rango de movimiento, la resistencia y la destreza necesarias para ejecutar las tareas diarias de la persona que le eran fáciles antes de sufrir la enfermedad o el daño.

- Diseñará un programa de actividades y soluciones prácticas para asegurar la máxima independencia posible.

- Dará el entrenamiento necesario para aprender de nuevo las actividades de la vida diaria, como comer, asearse, vestirse, ir al baño, bañarse y sus maneras de divertirse.

- Evaluará la necesidad de equipo especial: sillas de ruedas, utensilios para comer, equipo de transferencia, aparatos para las manos o la piel.

# La terapia del habla
*Speech Therapy*

La terapia del habla es el tratamiento de enfermedades relacionadas con la comunicación que afectan las habilidades de hablar, oír, escribir, leer y comunicarse con relación a las actividades de la vida diaria. Los terapeutas del habla también pueden enseñar a alguien a tragar sólidos y líquidos con seguridad.

**El terapeuta o patólogo del habla trabaja en:**

• El fortalecimiento de los músculos orales por medio de ejercicios específicos.

• La enseñanza de técnicas de comunicación básica.

• Enseñarle al paciente y a su familia como lidiar con una enfermedad que afecta la comunicación o la habilidad de tragar.

# Las terapias especializadas
*Specialized Therapies*

Hay muchos tipos de terapia para resolver necesidades especiales, tanto en el hospital como en casa. Estos incluyen:

**Terapia antibiótica:** la introducción de antibióticos por las venas para curar infecciones persistentes.

**Quimioterapia:** medicamentos contra el cáncer suministrados por medio de una bomba de baja presión.

**Diálisis:** máquinas que limpian la sangre cuando fallan los riñones.

**Terapia de nutrición entérica:** alimentación líquida que se introduce al estómago por la nariz a través de un tubo delgado conectado a una bomba, o integrado por medio de cirugía al intestino delgado a través del abdomen.

**Terapia de enterostomía:** el cuidado de llagas persistentes, heridas y ostomías (aperturas artificiales en el abdomen para extraer excremento y orina).

**Terapia de infusión:** líquidos de nutrición, antibióticos, o de quimioterapia introducidos por medio de un sistema intravenoso.

**Terapia respiratoria:** sistemas de oxígeno que ayudan a resolver problemas de respiración y mantienen el máximo nivel de funcionamiento de los pulmones.

**Nutrición parenteral total** (*Total Parenteral Nutrition: TPN*, en inglés): la introducción de materia nutritiva por medio de las venas para las personas que no pueden comer.

## El masaje como terapia
*Massage Therapy*

El masaje sirve como terapia para mantener la salud porque relaja los músculos, estimula la circulación, y reduce la tensión. Puedes aprender a dar masajes sencillos; sin embargo el masaje para las personas con cáncer, VIH o SIDA, sólo debe proporcionarlo un profesional. Nunca des masajes en áreas donde hay piel abierta por grietas, cortadas o raspaduras.

Cuando des un masaje, usa solamente aceites naturales (de oliva o almendra), nunca uses aceites minerales o a base de petróleo (como la vaselina).

### Masaje para la espalda

- Lávate las manos con agua tibia.

- Usa aceite para masajes tibio o talco.

- Destapa la espalda y las nalgas.

- Distribuye el aceite por toda la espalda, de los hombros a las nalgas, con movimientos firmes y largos.

- Usa movimientos circulares y suaves en cada parte.

- Seca la espalda.

### Masaje para las manos

- Lávate las manos con agua tibia.

- Úntale aceite para masajes o loción.

- Usa movimientos cortos o medianos empezando en la muñeca hasta llegar a la punta de los dedos.

- Estrújale suavemente todos los lados de los dedos desde la base hasta la punta. Repite este movimiento, "ordeñando" toda la mano.

- Pon la mano de la persona sobre la tuya y con tu otra mano sóbala suavemente hacia ti varias veces.

- No des masajes en partes hinchadas o enrojecidas de la mano.

---

*¡Buena idea!*

**PARA CURAR INFLAMACIONES**

Si se inflaman las coyunturas de los dedos, aplícales hielo durante las primeras veinticuatro horas y dale un medicamento para el dolor que también sea contra inflamación, a menos que la condición de la persona no lo permita.

---

## La horticultura como terapia
*Horticultural Therapy*

La jardinería es una de las artes de curación más antiguas. La terapia por horticultura utiliza plantas y actividades de jardinería para ayudar a curar o fortalecer a una persona anciana o que tiene necesidades especiales. La meta es mejorar su salud mental y física, y darle más ánimo.

### Las ventajas de la jardinería como terapia

- Ejercita los ojos y el cuerpo,

- Proporciona actividades de diversión para ocupar el tiempo libre cuando no se puede desarrollar alguna otra actividad,

- Aumenta el interés y el entusiasmo por el futuro,

- Brinda temas de conversación,

- Motiva a la persona a pasear y agacharse,

- Mejora la autoestima,

- Brinda un sentimiento de utilidad,

- Brinda oportunidades de soñar despierto,

- Brinda la oportunidad de cultivar plantas o verduras útiles,

- Brinda la oportunidad de asolearse un poco y a veces, escuchar sonidos calmantes como los del agua o de los pájaros.

*Cualquier persona puede disfrutar la jardinería*

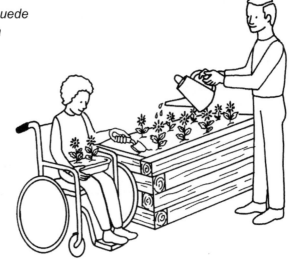

## Para facilitar la jardinería

Asegúrate de usar posiciones del cuerpo correctas. Evita torcer el cuerpo, siempre da la cara a la labor que estás haciendo, y utiliza la fuerza de tu torso y tus piernas para levantar las cosas. Una faja de las que se usan para levantar pesas puede brindarte apoyo en la espalda.

- Usa el equipo apropiado: herramientas apropiadas para la fuerza y la altura de la persona.

- Evita las quemaduras de sol, los químicos y las plantas peligrosas.

- Usa cuadros de plantar elevados para reducir la necesidad de doblarse o agacharse.

- Usa plantas perennes que renacen cada año y no hay necesidad de volver a sembrarlas.

- Usa semillas en bandas o maquinillas de sembrar para reducir la necesidad de sostener semillas pequeñitas en la mano.

- Asegúrate que los caminitos del jardín tengan tres pies de ancho y que tengan superficies antiderrapantes.

- Para las personas con artritis o reumatismo, consigue guantes grandes en los que quepan pedazos de espuma. La espuma reduce el dolor.

- Usa herramientas con agarraderas acojinadas.

- Consigue almohadillas de espuma para hincarse o un banquito para sentarse.

- Para prevenir daños a las rodillas, evita la posición en cuclillas. Que la persona a quien cuides se siente en el piso y se mueva hacia atrás.

- Usa un marcador de tiempo o reloj de alarma para recordarte de cambiar de posición a la persona cada veinte minutos para evitar movimientos repetitivos.

**¡MIRA!** Si la persona a quien cuides sale al jardín sola, ponle un silbato en un cordón alrededor del cuello para que pueda llamar si necesita ayuda.

## La aromaterapia
*Aromatherapy*

La aromaterapia es una rama de la medicina herbal que utiliza las esencias de varias plantas para propósitos medicinales. Las esencias pueden brindar calma o energía, ayudar con la digestión, y expulsar toxinas del cuerpo.

### Algunas maneras de usar las esencias

- Con un vaporizador: para aquellos con problemas respiratorios.

- Por aplicación externa: en baños o masajes (dos o tres gotas de aceite de oliva o de almendra).

- En agua floral: rociada sobre la piel que sea demasiada sensible para tocar.

### Problemas comunes que pueden resolver las esencias

- Para el insomnio, una habitación perfumada con lavanda o rosa con un vaporizador es un tratamiento muy eficaz.

- Para brindar más energía, usa geranio y menta.

- Para relajar, prueba la canela y manzanilla en un vaporizador o úntalo en las muñecas y las sienes.

- Para asociar mentalmente cosas gratas para un anciano, prueba el aroma de jengibre, clavos de olor, y pimienta de Jamaica.

- Para limpiar el sistema respiratorio, pon eucalipto en un vaporizador.

Las esencias pueden ser caras, pero se usan gota por gota, y por lo tanto duran mucho tiempo. Compra las esencias de un distribuidor o de una tienda naturista que se especialice en ellas. Hay juegos para principiantes con las selecciones más comunes. Nunca bebas esencias ni las uses directamente en la piel.

**¡MIRA!** Las personas con problemas médicos deben consultar siempre a su médico antes de usar las esencias.

## Las mascotas como terapia
*Pet Therapy*

Un gato, pájaro, o perro puede brindarle felicidad a la persona y al mismo tiempo ser fuente de compañía, relajamiento, y darle la oportunidad de hacer ejercicio. También sirven para reducir el aburrimiento y el miedo que causa la soledad.

- Antes de escoger un perro, llama a los programas de vivienda con asistencia canina en tu localidad. Los perros que el programa ha rechazado pueden ser ideales para una persona débil.

- Escoge un perro adulto que sabe comportarse dentro de una casa, no consigas un cachorro.

- Haz castrar el perro o el gato para reducir su tendencia a vagar.

- Mantén al día las vacunas de las mascotas.

- Nunca limpies las jaulas o los platos de comida de las mascotas en el fregadero de la cocina.

**¡MIRA!** Recuerda que los animales portan bacterias y parásitos intestinales, así que las personas ancianas y aquellas con sistemas inmunes débiles nunca deben ser los que limpian la charola de desperdicios de los gatos, y deben lavarse las manos frecuentemente.

# La dinámica del cuerpo: posiciones, movimientos y transferencias correctas

---

## La dinámica corporal para el asistente
### *Body Mechanics for the Caregiver*

Es importante conocer los mecanismos del cuerpo para aprender a pararte y moverte de manera que no te lastimes o canses, y para que hagas el mejor uso a la fuerza disponible. Si sabes controlar y balancear tu propio cuerpo, podrás controlar y mover el cuerpo de otra persona. La espalda lastimada es un problema común de los asistentes de ancianos, por lo tanto, asegúrate de usar medidas apropiadas al levantar algo o alguien.

### *Reglas generales*

- Nunca levantes más de lo que puedes con comodidad.

- Establece tu base de soporte: párate con los pies separados de ocho a doce pulgadas (más o menos el ancho de tus hombros), con uno de los pies medio paso enfrente del otro.

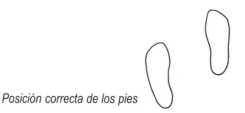

*Posición correcta de los pies*

- NUNCA dejes que tu espalda haga el trabajo pesado. USA TUS PIERNAS. Los músculos de la espalda no son los más fuertes del cuerpo.

- Si la cama es baja, pon un pie en un banquito. Esto reduce la presión en la parte baja de tu espalda.

• Puedes usar un cinturón de soporte para la espalda (como los que usan los atletas para levantar pesas).

## Consejos útiles para el asistente

Estas ideas son sólo para el asistente. Asegúrate de consultar las páginas siguientes para cualquier movimiento o transferencia en especial.

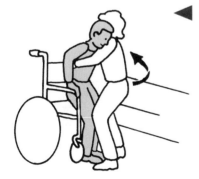

**1** • Dile a la persona lo que vas a hacer.

• Antes de empezar cualquier movimiento, cuenta con la persona, "Uno, dos, ¡tres!"

**2** • Para retener control, acércate a la persona a quien vas a levantar.

• Mientras la levantas, mantén la espalda en posición neutra (arco normal, no tenso), las rodillas dobladas, el peso balanceado en ambos pies. Mantén los músculos del vientre y la espalda tensos para conservar la posición correcta.

• Usa tus brazos para brindarle apoyo a la persona.

• Una vez más, deja que tus piernas realicen el levantamiento.

**3** • Gira tu cuerpo completamente, no lo tuerzas.

• Respira profundamente.

• Si vas a ofrecer bastante asistencia para transferir a la persona, ponle un cinturón fuerte o una faja de transferencia alrededor de la cintura, y sostén el cinturón hasta completar la transferencia.

### La prevención de daño a la espalda y al cuello

Para prevenir lastimarte, siempre descansa lo suficiente y mantente:

- bien nutrido,

- en buena condición física,

- al tanto de los límites y las posibilidades de los mecanismos de tu cuerpo,

- libre de tensión nerviosa (por medio de un programa de reducción de la tensión).

### Remedios para aliviar el dolor de espalda en los asistentes

Si sientes dolor en la espalda:

- Aplica una bolsa con hielo a la parte lastimada por diez minutos cada hora o puedes usar una bolsa de verduras congeladas.

- Toma descansos breves en una posición cómoda.

- Con los pies separados a lo ancho de tus hombros y las manos en la cintura, dóblate hacia atrás. Repítelo de tres a cinco veces, varias veces al día.

- Sal a dar caminatas breves y frecuentes sobre terreno plano.

- Evita estar sentado por largos ratos, ya que estar sentado es una de las peores posiciones para aliviarte.

---

Como asistente, deberías conseguir entrenamiento de un terapeuta físico para este tipo de profesión a manera de reducir el riesgo de daño a tu cuerpo o al de la persona a quien cuides. El terapeuta corregirá los errores que hagas y tomará en cuenta los problemas especiales. Para recomendar las mejores instrucciones para ti en especial, el terapeuta evaluará la condición de la persona a quien cuides, los muebles y el arreglo del hogar.

# Para mover a la persona
*Moving a Person*

Cuando tienes que mover a la persona, ya sea sobre la cama o en otro lugar, recuerda lo siguiente:

• Planifica el movimiento, y ten en mente lo que puedes hacer y lo que no puedes hacer.

• Deja que la persona haga cuanto pueda por sí misma.

• Siempre da instrucciones en vez de pregúntale a la persona si quiere hacer algo. Recuerda que tu lenguaje corporal comunica aun más que tus palabras.

• No dejes que la persona te abrace del cuello o te jale.

• Usa una faja de transferencia para balancear y apoyar a la persona.

• Pon los lugares de transferencia (la silla de ruedas y la cama, por ejemplo) cerca el uno del otro.

• Revisa la posición de la silla de ruedas, asegúrate que los frenos estén puestos y que no estorben los soportes para los brazos y para los pies.

• Deja que la persona vea a donde la vas a transferir.

• Si la persona tiene la capacidad, pon sus manos sobre la cama o la silla para que pueda cooperar con el movimiento. Si la persona ha sufrido un derrame cerebral o tiene miedo, que junte las manos sobre su pecho.

• Pídele a la persona que empuje en vez de jalar los barandales de la cama, las sillas o a ti.

• Mantente al nivel de la persona, y pregunta si algo le duele.

• Nunca uses jalones bruscos.

• Nunca le jales los brazos o los hombros a la persona.

• Coloca a la persona en la posición correcta (esto ayudará a que su cuerpo recobre funciones perdidas y prevendrá la pérdida futura de otras funciones).

- Cuando vayas a transferir a la persona, asegúrate que use zapatos con buena tracción o pantuflas firmes.

> **¡MIRA!** Para fomentar la independencia, deja que la persona trate de ayudarte. Está bien si sólo se levanta en parte y luego tiene que volver a sentarse.

### La posición en la cama

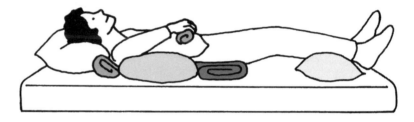

**1** Coloca una almohadilla debajo de la cabeza de la persona, para mantener la espina en posición neutral.

- Coloca una almohadilla a lo largo bajo la pantorrilla si tiene una pierna débil, deja que el tobillo cuelgue de la punta de la almohada para reducir la presión, y afloja la sábana que la cubre para evitar presión en los dedos de los pies.

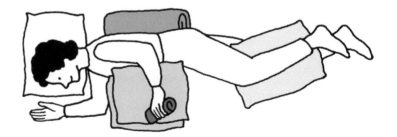

**2** Coloca una toalla doblada bajo la cadera del lado más débil de la persona.

- Coloca el brazo y el codo más débil sobre una almohada, en posición más elevada que el corazón.

### Para colocar a la persona sobre su lado más potente.

1. Pon una almohadilla bajo la cabeza de la persona.

2. Mantén la cabeza de la persona alineada con su espina dorsal.

3. Coloca una almohada enrollada a sus espaldas para evitar que la persona ruede.

4. Coloca una almohada enfrente para levantar su brazo a la altura de su hombro.

5. Coloca una almohada mediana a lo largo entre sus piernas, rodillas y tobillos. (La persona puede doblar sus rodillas un poco.)

### Para colocar a la persona sobre su lado más débil

1. Usa la misma posición de arriba.

2. Cambia la posición de la persona frecuentemente, en caso de que no pueda sentir presión, dolor o irritación en la piel.

### El mover a la persona en la cama puede lastimarte o lastimarla a ella si no sigues ciertas reglas básicas:

• Nunca le jales el brazo o la pierna a la persona.

• Si su condición médica lo permite, alza el pie de la cama un poco para prevenir que se resbale.

• Si se dificulta moverla, bájala de la cama a la silla de ruedas, y comienza de nuevo, colocándola más cerca de la cabecera.

### Para mover a la persona hacia la cabecera

1. Dile a la persona lo que vas a hacer.

2. Baja la cabecera al nivel plano y quita la almohada- nunca trates de mover a alguien inclinado hacia arriba.

3. Si es posible, alza la cama y **traba las ruedas.**

4. Dile a la persona que doble sus rodillas y que plante sus pies firmemente en el colchón para ayudarte a empujar.

5. Colócate al lado de la cama y pon una mano en su espalda y la otra bajo sus nalgas.

6. Dobla tus rodillas y mantén tu espalda en posición neutral.

7. Cuenta "Uno, dos, ¡tres!" y que la persona se empuje con los pies y jale con las manos hacia la cabecera.

8. Pon la almohada bajo su cabeza.

### Para mover a la persona inconsciente entre dos personas

**1** • Díganle a la persona lo que van a hacer aun si parece estar inconsciente.

• Quiten la almohada.

• Si es posible, alcen la cama y traben las ruedas.

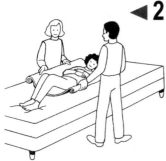

◀ **2** • Colóquense en ambos lados de la cama, de cara a la cabecera, con los pies separados de ocho a doce pulgadas, las rodillas dobladas, y la espalda en posición neutral.

• Enrollen los bordes de la sábana de tracción hasta el cuerpo de la persona.

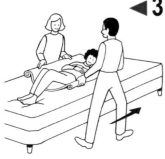

◀ **3** • Agarren la sábana de tracción con las palmas de las manos hacia arriba.

• Cuenten "Uno, dos, ¡tres!" y cambien el peso de la pierna de atrás a la pierna de enfrente, con los brazos y la espalda trabados en su posición y muevan a la persona al mismo tiempo, suavemente hacia la cabecera.

• Pongan las almohadas bajo la cabeza de la persona.

• Coloquen a la persona en una posición cómoda.

**¡MIRA!** La sábana de tracción es una sábana doblada varias veces que se coloca en la cama bajo la persona a mover, y sirve para prevenir irritación de la piel. Coloca la sábana a la altura de los hombros al punto justo bajo las rodillas.

## Para mover a la persona inconsciente sin asistencia

1. Si es posible, alza la cama y traba las ruedas.

2. Quita la almohada.

3. Posiciónate hacia la cabecera, con los pies separados de ocho a doce pulgadas, las rodillas dobladas, y la espalda en posición neutral.

4. Enrolla el borde de la sábana de tracción y agárralo.

5. Desliza tus brazos bajo la sábana de tracción, y la espalda y los hombros de la persona.

6. Cuenta "Uno, dos, ¡tres!" y cambia el peso, de la pierna trasera a la pierna de enfrente, con los brazos y la espalda trabados en su posición.

7. Desliza la persona hasta la cabecera.

8. Pon la almohada bajo su cabeza.

9. Coloca a la persona en una posición cómoda.

**¡Buena idea!**

**PARA PREVENIR DAÑO A LA ESPALDA**

Si proporcionas un trapecio de sostén para ayudar a que la persona se mueva puedes simplificar la tarea y proteger tu espalda. ( *véase página 45*)

### Para mover a la persona boca arriba al otro lado de la cama

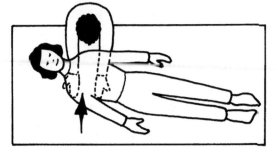

**1** • Coloca tus pies separados de ocho a doce pulgadas, las rodillas dobladas y la espalda en posición neutral.

• Desliza tus brazos bajo la espalda de la persona hasta el omóplato del lado opuesto (dobla las rodillas y la cintura para agacharte al nivel de la persona).

• Desliza los hombros de la persona hacia ti, recargando el peso sobre tu pie trasero.

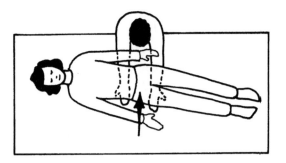

**2** • Usa el mismo procedimiento con las nalgas de la persona y luego con sus pies.

• Mantén siempre tus rodillas dobladas y tu espalda en posición neutral.

### Técnicas para rodar

1. Mueve a la persona a un lado de la cama como en el procedimiento anterior.

2. Dobla las rodillas de la persona.

3. Sostén a la persona por la cadera y el omóplato de la espalda

del lado opuesto del cuerpo.

4. Rueda la persona hacia ti para prevenir que se caiga de la cama.

### Para levantarle la cabeza y los hombros

1. Si es posible, pídele a la persona que levante la cabeza y que apoye su cuerpo en sus codos.

2. Posiciónate hacia la cabecera, con los pies separados de ocho a doce pulgadas (20 a 30 cm), las rodillas dobladas, la espalda en posición neutral.

3. Ayúdale a la persona a levantar sus hombros con tus manos y antebrazos bajo la almohada y sus omóplatos.

4. Mantén tus rodillas dobladas, tu espalda en posición neutral y tus brazos trabados para asistir con el levantamiento.

5. Acomoda la almohada.

### Para ayudarle a la persona a sentarse en la cama

1. Dile a la persona lo que vas a hacer.

2. Dóblale las rodillas.

3. Hazla rodar hacia ti de manera que te dé la cara.

4. Extiende tu brazo y ponlo bajo su omóplato.

5. Coloca tu otro brazo detrás de sus rodillas.

6. Coloca tus pies separados de ocho a doce pulgadas (20 a 30 cm), con tu centro de gravedad cerca de la cama y de la persona.

7. Mantén tu espalda en la posición neutral.

8. Cuenta "Uno, dos, ¡tres!" y cambia el peso a tu pierna trasera.

9. Muévele las piernas hasta el borde de la cama al mismo tiempo que levantes sus hombros hasta llegar a sentarla.

10. Espera enfrente de la persona hasta que te asegures que está en posición estable.

## Las transferencias
### Transfers

Las transferencias a y de la cama son una actividad muy importante para el asistente, y puedes hacerlo con cierto grado de facilidad si sigues las instrucciones siguientes. Usa el mismo procedimiento para todas las transferencias para lograr establecer una rutina.

### Transferencias con una grúa mecánica

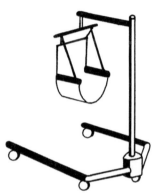

1. Dile a la persona lo que vas a hacer.

2. Coloca la silla de ruedas al lado de la cama con el respaldo en línea con la cabecera. **Traba las ruedas.**

3. Cubre la silla con una cobija o sábana.

4. Voltea a la persona sobre su costado hacia el borde de la cama.

5. Pliega el cabestrillo y colócalo a la espalda de la persona.

6. Hazla rodar al otro lado, despliega el cabestrillo y centralízalo bajo su cuerpo.

7. Conecta el cabestrillo a la grúa mecánica con los ganchos en posición hacia fuera del marco de metal.

8. Crúzale los brazos sobre el pecho a la persona.

9. Con la manivela, levántala de la cama.

10. Dirige sus piernas. Bájala a la silla.

11. Quita los ganchos del marco de la grúa mecánica.

12. Deja a la persona en la silla con el cabestrillo debajo, arreglado de manera cómoda.

13. Para subir a la persona a la cama de nuevo, pon los ganchos hacia fuera del marco de metal de la grúa.

14. Levanta a la persona con la manivela.

15. Dirige sus piernas. Bájala a la cama.

16. Quita los ganchos del marco.

17. Saca el cabestrillo de debajo de la persona, haciéndola rodar de lado a lado.

18. Colócala en la posición correcta con almohadas ( *véase página 180*).

**Para aprender las instrucciones y precauciones de la grúa, lee la guía de posiciones y transferencias que viene incluido con la grúa mecánica.**

### Para ayudarle a la persona a ponerse de pie

Solo proporciona la ayuda necesaria, pero cuida que la persona no se caiga.

1. Haz que se siente al borde de la cama o de la silla. Déjala descansar un momento si siente mareo.

2. Dile que use sus manos para empujarse de la cama o de los brazos de la silla.

3. Coloca tu rodilla entre las suyas.

4. Colócate frente a ella y apóyale la rodilla débil si es necesario con una o ambas de tus rodillas.

5. Pon tus brazos alrededor de su cintura o usa una faja de transferencia.

6. Mantén tu espalda en posición neutral.

7. Dile a la persona que al contar "uno, dos, ¡tres!" se ponga de pie, jálala hacia ti y recárgala en tu rodilla si es necesario.

8. Una vez de pie, dile que mantenga su rodilla trabada.

9. Bríndale el apoyo y balance que necesite.

**¡MIRA!** Si se empieza a resbalar, no la jales hacia arriba, sino bájala al piso.

### *Para ayudarle a sentarse*

1. Usa los pasos del procedimiento anterior pero en orden invertido.

2. Dile que use la parte de atrás de las piernas para detectar la silla o la cama.

3. Dile que estire ambos brazos hacia atrás para apoyarse en los brazos de la silla o en la cama mientras se siente.

### *Para transferirse de la cama a la silla de ruedas con una faja de transferencia*

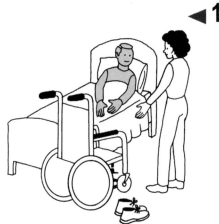

**◀1** • Coloca la silla de ruedas a un ángulo de cuarenta y cinco grados para transferir a la persona a su lado más fuerte.

• Traba las ruedas de la silla y las de la cama.

• Dile a la persona lo que vas a hacer.

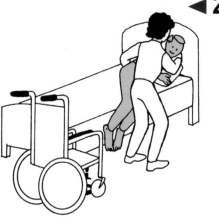

**◀2** • Ponle los zapatos mientras todavía esté acostada si está débil o le falta estabilidad.

• Ayúdale a sentarse con las piernas al borde de la cama.

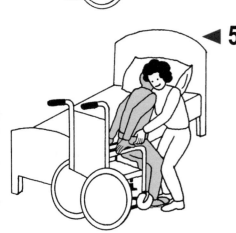

**3** • Déjala descansar un momento si siente mareo.

• Usa una **faja de transferencia** si la persona necesita demasiado apoyo.

**4** • Ayúdale a ponerse de pie siguiendo las instrucciones en la página 187.

**5** • Haz que alcance el brazo de la silla y gire. Si gira demasiado rápido se puede asustar o confundir, o tú puedes perder el control de tu rodilla y caerte si la persona depende completamente de ti por su apoyo.

• Sostenla con tus brazos y piernas si es necesario.

• Colócala cómodamente en la silla.

**¡MIRA!** Si la persona se empieza a deslizar del borde de la cama antes o después de transferirla, acuesta su torso en la cama para evitar que caiga al piso.

### *Para transferirla de la silla de ruedas a la cama*

1. Usa los pasos del procedimiento anterior, pero en orden invertido.

2. Colócate en una posición que te permita establecer una base de apoyo apropiada, usa los mecanismos correctos para tu cuerpo.

3. Haz que la persona se ponga de pie, se apoye en la cama, y gire.

4. Proporciona el apoyo y la asistencia necesaria.

5. Acomoda la persona en la cama con almohadas.

### *Para transferirla de la cama a la silla de ruedas sin una faja de transferencia*

**1**
- Coloca la silla a un ángulo de cuarenta y cinco grados para que la persona se pueda transferir al lado más fuerte.

- **Traba las ruedas** de la silla (puedes usar un bloque para ruedas).

- Dile a la persona lo que vas a hacer.

- Ayúdale a sentarse con las piernas al borde de la cama; sigue los pasos de las ilustraciones a, b, c y d.

- Déjala descansar un momento si siente mareo.

- Ponle los zapatos.

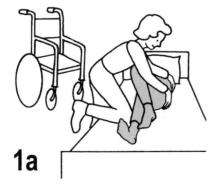

**1a**

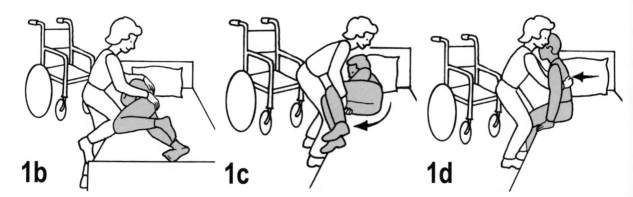

**1b**   **1c**   **1d**

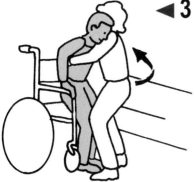

**2** • Pon tus brazos alrededor de su pecho y junta tus manos detrás de su espalda.

• Apoya entre tus piernas la pierna de la persona que esté más lejos de la silla.

**3** • Inclínate hacia atrás, cambia tu pierna y levántala.

• Gira hacia la silla.

**4** • Dobla tus rodillas y deja que la persona se doble hacia ti.

• Baja la persona a la silla.

• Colócala cómodamente en la silla.

**¡MIRA!** Si la persona recobra sus fuerzas, puedes brindarle menos asistencia, pero continúa usando las mismas posiciones del cuerpo para apoyar el lado más débil de la persona.

### Para transferirla de la silla de ruedas a la cama con una tabla de transferencia.

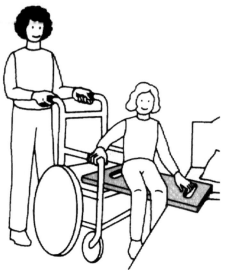

1. Hasta donde sea posible, asegúrate que la cama y la silla estén a la misma altura.

2. Coloca la silla a un ángulo de cuarenta y cinco grados para que la persona se pueda transferir a su lado más fuerte.

3. Traba las ruedas de la silla (puedes usar un bloque para ruedas) y las de la cama.

4. Dile a la persona lo que vas a hacer.

5. Quita el brazo de la silla más cercano a la cama.

6. Bájale los pies de los soportes de la silla y vira los soportes a donde no estorben.

7. Haz que la persona levante la cadera y coloca la tabla bajo su cadera con el otro lado de la tabla sobre la cama.

8. ¡ASEGÚRATE QUE NO PONGA LOS DEDOS BAJO LA TABLA!

9. Pídele que se ponga las manos en la tabla, cerca de sus costados.

10. Pídele que se incline un poco al frente, y que se mueva poco a poco, extendiendo los codos para empujarse de lado hacia la cama.

11. Cuando llegue a la cama, pídele que se apoye sobre su codo, y saca la tabla de transferencia de bajo su cuerpo.

12. Colócala cómodamente en la cama.

### Para transferirla de la silla de ruedas a un auto

1. • Asegúrate que el auto esté estacionado en una superficie plana sin grietas o baches.

   • Abre la puerta del pasajero hasta donde sea posible.

   • Coloca el lado izquierdo de la silla de ruedas lo más cerca posible al asiento del auto.

• **Traba las ruedas de la silla.**

• Vira ambos soportes para los pies donde no estorben.

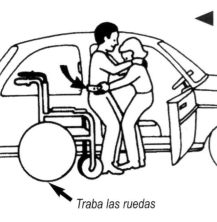

**◄2** • Colócate de frente a la persona.

• Dile lo que vas a hacer.

• Dobla tus rodillas, agachándote a su nivel.

• Ayúdale a ponerse de pie, sosteniendo la faja de transferencia, y enderezando tus rodillas y caderas.

• Si tiene las piernas débiles, sostén sus rodillas con las tuyas.

*Traba las ruedas*

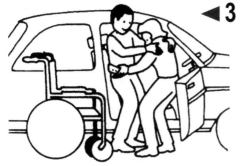

**◄3** • Mientras está de pie, gírala para bajarla suavemente al asiento del auto. Usa tu mano para guiar su cabeza y prevenir que se golpee.

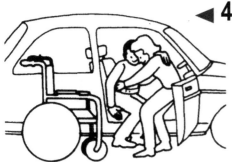

**◄4** • Pon sus piernas dentro del auto con tus manos bajo sus rodillas.

• Voltéala hacia el frente del auto.

• Ponle el cinturón de seguridad.

• Cierra la puerta con cuidado.

# Glosario

## A

**ACTIVIDADES DE LA VIDA DIARIA:** (ADL, siglas en inglés) incluyen la higiene personal, bañarse, vestirse, arreglarse, ir al baño, y trasladarse de un lado a otro.

**AGARRADERAS:** (asideros, España) asas o mangos que sirven de apoyo para levantarse, bajarse o moverse de posición.

**ALZHEIMER, ENFERMEDAD DE:** tipo de demencia que causa el deterioro de las facultades intelectuales, incluyendo la habilidad del habla, la memoria, y la coordinación del movimiento.

**ALUCINACIÓN:** el ver cosas que en realidad no están ahí físicamente.

**AMARRADURAS:** (ataduras, Centroamérica, México; sujecciones, España) medida de seguridad que utiliza correas, fajas u otros modos de restricción para prevenir que una persona dañe a otras o a sí misma.

**ANDADERA:** (andador, España) Armazón de apoyo sobre ruedas para asistir a una persona deshabilitada al caminar.

**ANTIBIÓTICOS:** grupo de drogas que se usan para combatir las infecciones.

**ANO:** apertura del recto.

**ANSIEDAD:** estado de inquietud, terror y mal presentimiento con síntomas físicos como aceleración de la respiración y los latidos del corazón, la tensión, el nerviosismo, y el dolor en los músculos.

**AROMATERAPIA:** el uso de las esencias de varias plantas para tratar malestares, mejorar el sueño, y reducir la tensión nerviosa causando la relajación.

## B

**BACINICA:** (bacinilla, España) recipiente en el que la persona orina o defeca mientras reposa en la cama.

**BARANDALES:** (barandillas, España) antepecho o cercado para evitar el paso o una caída.

**BRAILLE:** sistema de escritura a base de puntos sobresalientes en una superficie que permite leer a personas sin facultades de la vista.

## C

**CALORÍA:** la unidad de medida de la energía que el cuerpo recibe de la comida.

**CATÉTER:** un tubo de hule para recoger la orina de una persona que se ha convertido incontinente.

**CERILLOS:** (mechas, América del Sur; fósforos, España) palillo de madera o de papel, impregnado en cera con un extremo recubierto de fósforo que se inflama por fricción.

**CONTROL DE LA LUZ:** (interruptor, *switch*) dispositivo que permite encender, apagar o modular la luz eléctrica en una habitación.

**CRÓNICA:** se refiere a una condición o un estado que dura seis meses o más.

## D

**DEFECACIÓN:** la evacuación de sólidos del cuerpo.

**DEPRESIÓN:** una condición psiquiátrica que puede ser de moderada a severa y que causa sentimientos de tristeza.

**DERRAME CEREBRAL:** (ataque apopléjico, apoplejía, América Central y América del Sur; embolio, embolia, España y México) la pérdida inesperada de las facultades de una parte del cerebro a causa de la interferencia en la circulación de la sangre, generalmente como resultado de una hemorragia o un coágulo.

**DINÁMICA CORPORAL:** las posturas y el uso del cuerpo apropiados para desarrollar las actividades para disminuir el esfuerzo o la probabilidad de lesiones.

**DISFAGIA:** la dificultad de tragar.

## E

**ESTREÑIMIENTO**: la dificultar para obrar (hacer del cuerpo, DEFECACIÓN).

## F

**FAJA DE TRANSFERENCIA**: un instrumento que se coloca alrededor de la cintura de una persona deshabilitada para ayudarle a caminar; faja para caminar.

## G

**GERIÁTRICO**: se refiere a personas mayores de sesenta y cinco años.

**GRÚA MECÁNICA**: una máquina que se utiliza para levantar y trasladar a una persona de un lugar a otro.

**GRUPOS DE APOYO**: grupos de personas que se reúnen para hablar de experiencias que tienen en común y alentarse unos a otros para hacer frente a su situación.

## H

**HEIMLICH, MANIOBRA DE**: un método para despejar la vía respiratoria de una persona que se está asfixiando.

**HIGIENE ORAL**: el proceso de mantener la boca limpia.

## I

**INCONTINENCIA**: descarga involuntaria de orina o excremento.

**INCORPORADOR DE TRAPECIO**: barra de metal suspendida sobre la cama para asistir a la persona a levantarse o cambiar de postura.

**INTRAVENOSO(A)**: (IV, siglas en inglés) la administración de fluidos, medicamentos o nutrientes directamente a una vena.

## L

**LLAGA DE CONTACTO**: (escara de presión, España; úlcera de decúbito, América del Sur) lesiones por deterioro que se forman a causa de la circulación sanguínea inapropiada por la presión constante en la piel, generalmente en áreas donde los huesos son prominentes.

**LAXANTE**: una substancia que se consume para fomentar la defecación y prevenir el estreñimiento.

**LENGUAJE CORPORAL**: gestos y señales que sirven como forma de comunicación.

**LUCES DE NOCHE**: aparatos pequeños de iluminación diseñados para permanecer encendidos por largo tiempo y servir como fuente de luz de poca intensidad.

## M

**MEDIC-ALERT**: un sistema de identificación por medio de un brazalete, relacionado con un servicio disponible las veinticuatro horas del día para proveer información en caso de emergencia.

**MEDICAID**: un programa de salud pública que utiliza fondos federales o estatales para pagar por ciertos gastos médicos y de hospitalización de personas con bajos recursos; el nivel de beneficios varía dependiendo del estado.

**MEDICARE**: un programa de seguro médico para los mayores de sesenta y cinco años y para ciertos deshabilitados menores de sesenta y cinco años.

**MEDIADOR OFICIAL**: (*Ombudsman*, en inglés) una persona que asiste a los residentes de instituciones de jubilados con problemas como la calidad de su cuidado, la alimentación, las finanzas, asistencia médica, derechos de los residentes, y otros asuntos que les afectan; sus servicios son confidenciales y gratuitos.

**MOTONETA**: (*scooter*; escúter, España) vehículo de dos o tres ruedas que facilita la transportación a una persona deshabilitada para caminar.

## N

**NUTRICIÓN**: el proceso de proveer los nutrientes necesarios para el funcionamiento del cuerpo.

## O

**OSTOMÍA**: una cirugía que crea una apertura por la pared abdominal por la cual se pueden pasar productos de desecho.

## ᠉᠊ P

**PARÁLISIS**: la pérdida o daño al movimiento voluntario de algunos grupos de músculos.

**PARANOIA**: un trastorno mental caracterizado por creencias falsas (frecuentemente el sentimiento de ser perseguido).

## ᠉᠊ R

**RANGO DE MOVIMIENTO**: (ROM, siglas en inglés) los límites del movimiento pasivo posible (el movimiento efectuado por otra persona) de una coyuntura.

## ᠉᠊ S

**SÁBANA DE TRACCIÓN**: una sábana doblada a lo ancho para colocarse bajo una persona encamada para mantener la ropa de cama limpia y asistir durante las transferencias.

**SEDANTE**: medicamento que se utiliza para calmar a una persona.

**SHOCK**: (postración nerviosa) un estado de colapso o caída que resulta de una reducción en el volumen y presión de la sangre a causa de quemaduras, una lesión severa, o una conmoción emocional.

**SÍNDROME CREPUSCULAR**: un periodo de severa confusión, agitación, irritabilidad, y a veces violencia, que ocurre en algunos ancianos con la puesta del sol.

**SIGNOS DE CIRCULACIÓN**: (signos de vida) incluyen la presión sanguínea, la respiración, el pulso y la temperatura.

**SÍNTOMA**: el signo de una enfermedad o un trastorno que puede ayudar en su diagnosis.

## ᠉᠊ T

**TABLA DE TRANSFERENCIA**: (tabla deslizante) tabla de madera pulida o plástico liso que se utiliza para deslizar a una persona y trasladarla de un lado a otro, por ejemplo, de la cama a la silla de ruedas, o al cómodo.

**TERAPIA DEL HABLA**: el tratamiento de los trastornos de comunicación, incluyendo el lenguaje expresivo, la escritura y lectura, y la comunicación necesaria para las Actividades de la Vida Diaria.

**Terapia Ocupacional:** la terapia que se concentra en las Actividades de la Vida Diaria, incluyendo la higiene personal, bañarse, vestirse, arreglarse, ir al baño, y alimentarse.

**Tranquilizantes:** un grupo de drogas que se utilizan para calmar alguna persona y para controlar ciertos trastornos mentales.

**Transferencia:** el movimiento de una postura a otra, por ejemplo de la silla a la cama, la silla de ruedas al automóvil, etcétera.

**TTY:** (abreviación de *teletypewriter,* teletipo) sistema de comunicación por medio del cual el lenguaje hablado se transforma al escrito para permitir el uso del teléfono a personas sin facultades del oído.

## U

**Urinal:** un recipiente que se utiliza para que un varón encamado orine.

## V

**Vivienda asistida:** (residencia asistida, España y América del Sur) residencias para ancianos que ofrecen independencia, una variedad de servicios, y asistencia con las Actividades de la Vida Diaria, incluyendo las comidas y el aseo.

# *Indice*

Cuando se listan páginas múltiples, la información principal se encuentra en las páginas en letras **negritas**.

# Date Due

| | | | |
|---|---|---|---|
| | | | |
| | | | |
| | | | |
| | | | |
| | | | |
| | | | |
| | | | |
| | | | |
| | | | |
| | | | |
| | | | |
| | | | |
| | | | |
| | | | |
| | | | |
| | | | |

BRODART, CO.    Cat. No. 23-233-003    Printed in U.S.A.

# Order Form

**By Fax** 1-503-221-7019
Complete and fax the Order Form

**By Phone** 1-800-565-1533 or 1-503-221-1315
Have your Visa or MasterCard ready

**By Mail**
Complete and mail the Order Form. Include your personal check or money order (payable to CareTrust Publications), or credit card information. Send payment to:

CareTrust Publications LLC
P.O. Box 10283
Portland, OR 97296-0283

---

*Yes!* Send me    **Quantity** _____ **@ 22.95 each. Subtotal** _____

**Add Postage and Handling @ 5.00 each. Subtotal** _____

**Total** _____

Please allow two weeks for delivery

Payment: ☐ Check    ☐ Money Order    ☐ VISA    ☐ MasterCard

*Please Print*

Name on card _____

Card number _____ Expiration Date _____

Name _____ Organization _____

Address _____

_____

City _____ State _____ Zip Code _____

Daytime phone (in case of questions) _____

Signature _____ Date _____

*La comodidad del hogar* is a perfect gift for a friend. Ship to (if different from above):

Name _____

Address _____

_____

City _____ State _____ Zip Code _____